AFAZİ - APRAKSİ - DİZARTRİ: DİL VE KONUŞMA TERAPİSİ ALIŞTIRMA KİTABI

İlknur MAVİŞ

Seyhun TOPBAŞ

♦ 4. BASKI ♦

DETAY YAYINCILIK

Ankara, 2023

DETAY YAYINLARI **: 193**

4. Baskı : Mart 2023
1. Baskı : Mayıs 2007
ISBN **: 978-9944-223-00-3**
Yayıncı Sertifika No : 46573
Matbaa Sertifika No : 51451

Dizgi : Detay Yayıncılık
Kapak Tasarım : Mert Maviş
Baskı ve Cilt : Hira Grup Matbaacılık Kağ. Yay. San ve Tic ltd şti
Kazım Karabekir Caddesi Murat Çarşısı No 39/10 İskitler / Ankara

Kütüphane Bilgi Kartı
İlknur Maviş, Seyhun Topbaş
Afazi - Apraksi - Dizartri: Dil ve Konuşma Terapisi Alıştırma Kitabı, 4. Baskı
ISBN: 978-9944-223-00-3, viii + 160 sayfa, kaynakça var, dizin yok

DETAY YAYINCILIK

GENEL DAĞITIM ve İSTEME ADRESİ
DETAY ANATOLIA AKADEMİK YAYINCILIK LTD. ŞTİ.
Adakale Sokak No: 14/4 Kızılay/ANKARA
Tel : (0.312) 434 09 49 • Faks: (0.312) 434 31 42
Web: www.detayyayin.com.tr • e-posta: detayyay@gmail.com

YAZARLAR HAKKINDA

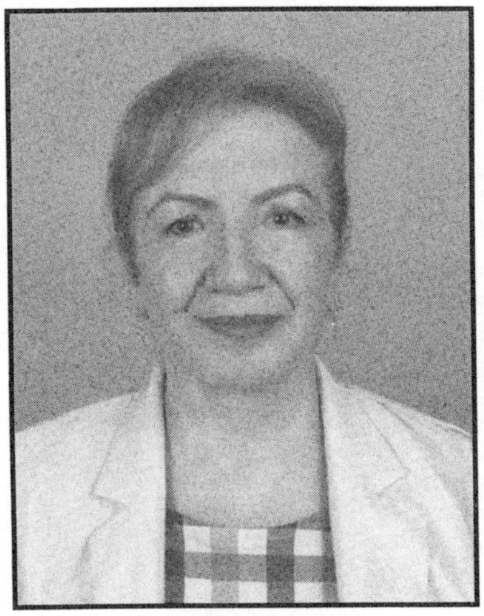

Prof. Dr. İlknur Maviş, Ankara Üniversitesi Dil ve Tarih-Coğrafya Fakültesi İngiliz Dili ve Edebiyatı Bölümünden lisans, Anadolu Üniversitesi İngiliz Dili Eğitimi programından yüksek lisans, Anadolu Üniversitesi Konuşma Engellilerin Eğitimi programından doktora derecelerini almıştır. 2008 yılında doçent, 2014 yılında profesör olmuştur. 24 yıldır dil ve konuşma terapisi alanında çalışmalarını sürdürmektedir. Uzmanlık alanları dil bozuklukları ve afazi olan Maviş'in, bu alanlara yönelik uluslararası ve ulusal yayınları bulunmaktadır. Kendi geliştirdiği Afazi Dil Değerlendirme Testini (ADD) alana kazandırmış ve Gülhane Afazi Testi-2'nin gözden geçirilerek yeniden yayınlanması sürecinde yer almıştır. Halen Anadolu Üniversitesi Dil ve Konuşma Terapisi bölüm başkanlığını ve DİLKOM Müdürlüğünü yürütmektedir. Anadolu Üniversitesi Sağlık Bilimleri Fakültesi dekan vekilidir.

e-mail: imavis@anadolu.edu.tr

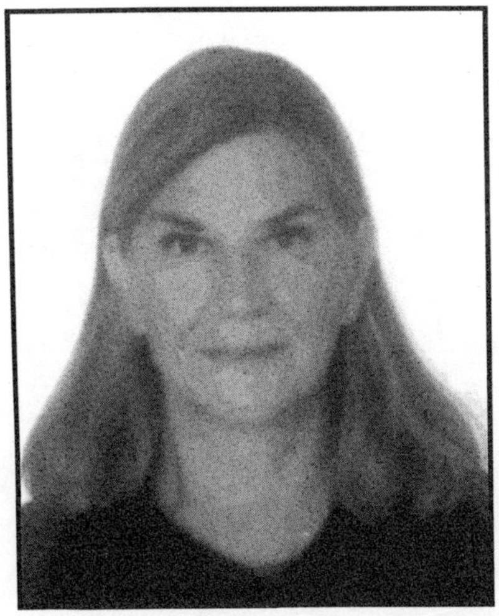

Prof. Dr. Seyhun Topbaş, İstanbul Medipol Üniversitesi'nde Dil ve Konuşma Terapisi Bölümünde öğretim üyesidir. 1988 yılında İngiltere'de City University of London, Sağlık Bilimleri Fakültesi, Klinik İletişim Bölümü, Dil ve Konuşma Terapisi alanından yüksek lisans derecesini aldı ve Guy's Hospital Konuşma Terapisi ve Serebral Palsi Ünitesi, Newcomen Child Center, Hammersmith Hospital Konuşma Terapisi Kliniği, Kingston Çok Engelliler ve City University Afazi-Disfazi Merkezinde klinik çalışmalarda bulundu. 1997 yılında doçent, 2005 yılında profesör olmuştur. 1999-2014 yılları arasında Dil ve Konuşma Terapisi mesleğinin Türkiye'de kurulmasına öncülük edenlerden biri olarak Anadolu Üniversitesinde kurulan Dil ve Konuşma Bozuklukları Eğitim, Araştırma ve Uygulama Merkezinin (DİLKOM) müdürlüğünü yapmıştır. 2001 yıllında Dil ve Konuşma Terapisi alanında yüksek lisans ve doktora programları ile meslek uzmanı yetiştirilmesine; 2012 yılında Anadolu Üniversitesinde Sağlık Bilimleri Fakültesinin Kurucu Dekanı olarak Dil ve Konuşma Terapisi lisans programının başlatılmasına önderlik etmiştir. 2012 yılında TGC-Sedat Simavi Vakfı Sağlık Bilimleri Övgü ödülü almıştır. Topbaş, 2015 yılında İstanbul Medipol Üniversitesi'ne DKT bölümü kurucu başkanı olarak geçmiştir. Meslekte 30 yıldır çalışmalarını sürdürmektedir.

e-mail: sstopbas@medipol.edu.tr

TEŞEKKÜR

Bu kitapta yer alan sözcük listelerinin hazırlanmasında bizlere yardımcı olan 2004-2005 öğretim yılı Dil ve Konuşma Terapistliği yüksek lisans öğrencileri Esra Ertan, Arzu Akyüz Toğram, Özlem Ünal, Özlem Doğramacı, A. Müge Tuncer, Buket Sarı, Zerrin Güneş, Ayberk Solak, Mehmet Çoşkun, Özlem Cangökçe, Özlem Akgün, Fatma Çelebi, E. Selcen Ant, Yasemin Tuncer, Şefika Karlıdağ, A. Uğur Beştoy, Baskın Demirpehlivan ve Eyüp Sezer'e çok teşekkür ediyoruz. Ayrıca, cümle listelerinin hazırlanmasında emeği geçen Dil ve Konuşma Terapisti Uzm. Müzeyyen Çiyiltepe ve DİLKOM çalışanları Ebru Adalı, Nurdemet Çelik (Genç) ve Özlem Öğretmenoğlu'na çok teşekkürler.

Mert MAVİŞ kitabın kapak tasarımını gerçekleştirmiştir. Teşekkürlerimizle...

İÇİNDEKİLER

Giriş .... vıı

Bölüm 1. NÖROJENİK DİL VE KONUŞMA BOZUKLUKLARI 1

Afazi 3

Apraksi 12

Dizartri 20

Bölüm 2. YETİŞKİN APRAKSİ VE DİSARTRİSİ'NDE ARTİKÜLASYON/SESLETİM DEĞERLENDİRME VE TERAPİ YAKLAŞIMLARI 33

Bölüm 3. AFAZİ, APRAKSİ VE DİSARTRİ'DE YETİŞKİNLERE YÖNELİK SESLETİM ALIŞTIRMALARI 43

Çift dudak patlamalı -durak sesleri / p – b / 50

Sürtünmeli dudak diş sesleri / f- v / 55

Diş yuvasıl geniz sesleri / m - n / 60

Diş yuvasıl patlamalı -durak sesleri / t – d/ 65

Diş yuvasıl sürtünmeli sesler /s - z / 70

Diş ardı /ön damak sürtünmeli sesler / ş - j / 75

Diş ardı / ön damak durak sürtünmeli sesler / c- ç / 80

Yumuşak damak patlamalı durak sesler / k – g / 85

Yumuşak damak sürtünmeli ses / ğ / 90

Gırtlak sürtünmeli ses / h / 93

Akıcı sesler / l - r - y / 96

Ünsüz Öbekleri /tr-, -rt, -rk, -rf, -nç, -nk, -lp, -pr / 103

Ünlüler / a - e - ı,i - o,ö - u,ü / 106

Bölüm 4. AFAZİ, APRAKSİ VE DİSARTRİ'DE YETİŞKİNLERE YÖNELİK TERAPİ ALIŞTIRMALARI 115

Tek ayrımlı sözcük çiftleri 1 117

Tek ayrımlı sözcük çiftleri 2 119

Ses üretimini uyarma 121

Sözcük genişletme 122

Cümle genişletme 125

Spontan cümle üretme 129

Cümle okuma-okuduğunu anlama 1 130

Karışık cümle okuma-okuduğunu anlama 2 132

Söz öbeği ve cümle tekrarlama 133

Tekrarlama cümleleri 134

Kısa okuma parçaları 136

Destek iletişim tablosu 141

Yedek sözcük listesi 142

Yararlanılan Kaynaklar 143

EKLER

B-P Kategorisi 147

F-V Kategorisi 148

M-N Kategorisi 149

T-D Kategorisi 150

S-Z Kategorisi 151

Ş-J Kategorisi 152

C-Ç Kategorisi 153

K-G Kategorisi 154

Ğ Kategorisi 155

H Kategorisi 156

L-R-Y Kategorisi 157

Ünsüz Öbeği Kategorileri 158

Ünlüler Kategorileri 159

Ses Üretimini Uyarma 160

GİRİŞ

Nörolojik bir olay öncesinde, konuşan kişiler bir sözcüğü doğru sesletip sesletemediklerini kontrol etme amacıyla işitsel dönüt sistemini kullanırlar. Bir ses, hece veya sözcük doğru sesletilmediğinde, konuşmacı kendi üretimini duyarak, üretim planlamasına dikkat ederek, bir sonraki denemede seslerin doğru çıkmasını sağlayabilir. Nörolojik bir olay sonrasında ise, olaydan etkilenen birey ürettiği ses, hece veya sözcükleri doğru sesletip sesletemediğinin farkına varmayabilir. Dahası, yanlış kullanımın yerine doğrusunu veya doğruya yaklaşan üretimi tekrar planlayacak fiziksel değişiklikleri yerine getiremeyebilir. Bu tür planlama ve üretim hasarları, afaziye eşlik eden apraksi ve/veya dizartri ile daha da belirginleşir.

Dil ve konuşma terapistinin uyguladığı terapi tekniklerine ilaveten, olaydan etkilenen bireyin geri dönüt için geçerli sistemleri kullanmayı öğrenmesiyle başarılı sonuçlar alınabilir. Örneğin, apraksinin ortaya çıkardığı olumsuz özellikler bireyin *gözleme, dinleme ve hissetmeyi* öğrenmesiyle telafi edilebilir ve onarılabilir. Öğrenme süreci, başlangıçta, oldukça bilinçli, istemli ve amaçlıdır ama beceriler geliştikçe daha otomatik duruma gelebilecektir. Dolayısıyla, elinizde tuttuğunuz bu kitap, bireyi işitsel dönüt sisteminden görsel-işitsel ve kinestetik sisteme geçirmeye yardımcı olma amacıyla hazırlanmıştır. İçeriğindeki alıştırmalar, gözleme, dinleme ve hissetme yoluyla sağlanacak geri dönütün geri kazanılmasını sağlamak amacıyla hazırlanmış ve dil ve konuşma terapistleri ile bu amaca hizmet vermeye gönüllü olanlara hedeflenmiştir. Tüm alıştırmalar, dilbilim ve dil ve konuşma terapisi alanında uzman iki yazarın ortak bilgi ve kaygılarıyla amaca uygun hale getirilmeye çalışılarak düzenlenmiştir.

Dolayısıyla, adı geçen nörojenik dil ve konuşma bozukluklarının değerlendirme ve terapisinde ilk hedefler, bireyin geri dönüt sistemi işlevini geri kazanana kadar, terapistin bireye alıştırmaları tekrarlattırma çabalarına dayandırılır. Konuşmanın anlaşılırlığı, akıcılığı ve prosodisi iyileşene kadar, alıştırmalar, bireyi tekrarlamadan başlayarak kendini tanımlamaya ve geliştirmeye doğru götürür. Bu tür alıştırmalar aynı zamanda yetişkinlerdeki sesletim ve/veya sesbilgisel sorunlarını, parafazi ve perseverasyonları da kolaylaştıracaktır.

Nörojenik bir olaydan etkilenen bireylerle çalışmaya başladığınızda, bireyin doğru üretime yaklaştığı denemeler başlangıçta kabul edilebilir. Yine de, hastanızın hedef üretime erişme gayretlerinde hata üstüne hata yapmasına, yani, deneme ve yanılmalarına izin vermeyin. Modelliğinizi her gerektiğinde tekrarlayın. Doğru sesin /hecenin/ sözcüğün üretimi için geçerli eylemleri hem beynin hem de sinirlerin öğrenmesi kaçınılmazdır. Bu yüzden beynin ve sinirlere iletilen modellerin doğru olmasını sağlayın.

Hastanızın apraksiden dolayı ortaya çıkan zorlanmalarında gözlenen genel eğilim, hastanın performansını daha da kötüleştirecek şekilde, üretim çabalarına efor yüklemesidir. Bu çabaların yoğunluğunu indirgemek amacıyla hastanıza görsel ve sözel ipuçları sağlayabilirsiniz. Üretimini kolaylaştıracak şekilde duruşuna ve oturuşuna da dikkat etmelisiniz. Terapi sırasında hasta öne eğik oturuyorsa, gergin görünüyorsa, konuşma çabaları çok iyi sonuçlar vermeyecektir. Ona arkasına dayanmasını, gevşemesini ve fazla çabalamamasını önerebilirsiniz. Önceleri ipuçlarına sıklıkla gereksinim duyan hastanız, kendine güveni ve farkındalığı geliştikçe konuşmasını iyileştirecek ve ipucu bağımlılığından kurtulacaktır.

Terapi başlangıçlarında, öncelikli hedef, konuşma netliğini sağlamaktır. Belli fonem grupları çalışılırken, hedef fonemlere odaklanılarak sözcüğün anlaşılırlığı gözden kaçırılabilir. Hastanıza, öğrendiği fonemleri bir sonraki sözcüğün içinde tekrar geçmesini sağlayarak, kontrollerinizi yapabilirsiniz. Örneğin, dudak-diş (labio dental) seslerinin öğretiminde, bir öncesinde çalıştığınız çift dudak (bilabial) seslerinden yararlanabilirsiniz. Dolayısıyla, bu kitapta yer alan alıştırmalar fonem grupları içindeki seslerin birlikte sesletilmesine odaklaşmaktadır. Apraksi yetersizlikleri azaldıkça, afazi yetersizliklerine odaklaşabilirsiniz. Bu kitabın alıştırmaları apraksi, dizartri, ve afazi gibi nörolojik sorunları olan yetişkin hastalara uygundur.

Bu kitapta yer alan Afazi ve Apraksi/Dispraksi bölümleri çoğunlukla Jacobs,D.H.'nin 'Aphasia' ve 'Apraxia and Related Syndromes' (http://www.emedicine.com/neuro/topic) adlı çalışmalarından yola çıkılarak yazılmış ve yalınlığı sağlamak amacıyla yararlanılan kaynaklar metin içinde gösterilmeyip, kaynakçada verilmiştir.

Kısaca, bu kitabın içeriği

- okuma, tekrarlama, taklit etme, adlandırma ve işitsel anlama gibi etkinliklere,
- hastanın gözleyerek, model alarak, tekrarlayarak terapi evresine katılımını hedefleyen alıştırmalara odaklaşmaktadır.

İlknur MAVİŞ – Seyhun Topbaş

Kısaltmalar

HBSB	Hece başı sözcük başı	(**p**eri)
HBSİ	Hece başı sözcük içi	(ka**p**ı)
HSSİ	Hece sonu sözcük içi	(i**p**lik)
HSSS	Hece sonu sözcük sonu	(kita**p**)

BÖLÜM 1

NÖROJENİK DİL VE KONUŞMA BOZUKLUKLARI

AFAZİ

Tanım Bir beyin hasarına bağlı olarak ortaya çıkan edinilmiş dil bozukluğudur. Motor konuşma yetersizliği ile ortaya çıkan gelişimsel dil ve konuşma bozukluklarını (dizartri) kapsamaz. İlişkili hasarlar, okuma bozukluğu (aleksi), yazma bozukluğu (agrafi), ve becerili hareketlerin bozulması (apraksi) olarak bilinirler. Adı geçen sendromlar afaziye eşlik edebilir ya da bağımsız olarak ortaya çıkabilirler.

Patofizyoloji Afazi herhangi bir beyin hasarına bağlı olarak ve genellikle sol serebral hemisferde ortaya çıkar. Dil işlevleri sağ elini kullananlarda %96-99 olarak sol hemisferde, sol elini kullananlarda %60 olarak sağ hemisferde yerleşiktir. Geriye kalan az sayıda insanın her iki hemisferde baskınlığı olabilir, bazısının sağ hemisfer baskınlığı bile söz konusudur. Bu yüzden sol elliler bir sol hemisfer krizine maruz kalsa da afazi nispeten daha hafif olabilir. Her iki hemisfer baskınlığı olan kişinin beyin krizi sonrası geleceğe yönelik iyileşmesi daha sonuç vericidir.

Çoğu afazi ve ilişkili hasarlar beyin krizine, beyin travmasına, serebral tümörlere ve dejeneratif bozukluklara bağlı olarak ortaya çıkar. Dil üretiminin nöroanatomik yayılımı oldukça geniştir; sonuç olarak pek çok afazi sendromu gözlebnebilir. Hastalar, konuşmanın fonetik üretimini, konuşmanın anlaşılabilme yetisini, tekrarlamayı, sözcük adlandırmayı, okumayı veya yazmayı kaybedebilirler.

Görülme sıklığı Amerika'da afazinin görülme sıklığı hakkında fazla veri yoktur. Yine de, hiç bir yaş grubuna sınırlanmayan hasta kitlesinden dolayı görülme sıklığının azımsanmayacak kadar çok olduğu söylenebilir. Türkiye'de beyin krizi vakalarının %71'i beyin enfarktüsü, %29 kadarı ise beyin kanamasıdır. Yaşayanların %60-65'inde kalıcı özürlülük durumu saptanmıştır. Türkiye'de her yıl 125.000 beyin krizi yaşanmaktadır. İtalya, İngiltere, İspanya ve Fransa gibi diğer Avrupa ülkelerinde bu sayı daha azdır (Özdemir, 2000). Türkiye'de afazinin görülme sıklığının çok olduğu tahmin edimekteyse de, niceliği hakkında bilgimiz yoktur.

Ölüm oranı Afazi bir hastalık değil, beyin krizine bağlı olarak gelişen bir durumdur. Bu yüzden hastanın ölümü afaziye bağlı olmaz.

Cinsiyet Kadın ve erkeklerde görülme sıklığı ve klinik özellikleri açısından farklılıkları değerlendiren yeterince çalışma yoktur.

Yaş Tartışmalı bir konu olmakla birlikte yaş iyileşmede önemli bir faktördür. Bazı çalışmalar 70 yaş sonrasını afaziden iyileşmeye uygun bulmazlar.

Öykü Belirtiler genellikle ani başlangıç gösteren bir beyin krizi veya travma ile ortaya çıkar.

Anatomik sınırlılıklar Lezyon ve karşılığında ortaya çıkan yetersizlikleri bire bir eşlemek hiçbir afazili birey için aynı olamaz. Beyin krizi arkasi afazi tanısı konmuş bireyler iyileşme gösterdikçe afazi tipinde değişiklik yaşayabilirler. Doğuştan çok ciddi anomalitesi olan hastalar, böyle bir durumda afaziyi çok hafif hissederler. Ağır afazi tanımına katkıda bulunan faktörler, olayın üzerinden geçen süre, etyoloji, vasküler lezyonun nasıl gerçekleştiği ve hastanın yaşıdır. Diğer hemisferin katkısı iyileşme için en önemli faktörlerden biridir.

Nedenleri Afazi bir hastalık değil bir sendromdur; çok çeşitli beyin hasarlarına bağlı olarak ortaya çıkabilir.

- Beyin krizinde, dil hasarı çok ani ve net olarak kendini gösterir.
- Beyin yaralanmalarında, yetersizlikler travmanın durumuna bağlı olarak farklılık gösterir; çoğu durumda fark edilmeyebilir.
- Demansta, dil sorunu çok belirgin olmayabilir; dil ve konuşma terapisti ve nöropsikoloğun ortak çalışmaları ile saptanabilir.
- Multiple sclerosis (MS) ve Parkinson hastalığında dil bozukluğu belirginleşmeyebilir.

Belirgin tipe eşlik eden okuma, yazma, sözcük bulmaya ilişkin yetersizlikler, bir önceki kriz, ve bellek sorunları gibi yetersizlikler kesinlikle göz önüne alınmalıdır.

DİL DEĞERLENDİRMESİ

Afazi semptomlarından şüphelendiğiniz hastalarda dil kaybına/yetersizliğine ilişkin değerlendirme amaçlı veri toplama oldukça detaylıdır. Dilin her bir bileşeninin tek tek ve her açıdan test edilmesi gerekir. Bir yatakbaşı değerlendirmesi spontan konuşma, adlandırma, tekrarlama, işitsel anlama, konuşma üretimi, okuma ve yazma gibi dile ait bilgi toplayabileceğiniz tüm modülleri kapsamalıdır. Hastada dil yetersizliklerine ilişkin hata farkındalığı olabilir veya olmayabilir. Değerlendirme süresi ve değerlendirme çeşidi mutlaka göz önüne alınmalıdır. Üstelik, Türkçe gibi tipolojisi İngilizce'den farklı olan dillerde afazi özelliklerinin alınyazında belirtilenlerden farklı olabileceği göz önüne alınmalıdır (Maviş, 2002; Maviş 2004)

Spontan konuşma akıcılık, konuşma çıktısındaki sözcük sayısı, konuşmayı başlatabilme, fonemik veya semantik olan parafazik konuşma hataları, sözcük bulma amaçlı duraklamalar, tereddütler veya sözcük bulamamanın getirdiği laf dolandırmaları, sesletim zorlukları ve prosodiye ilişkin sorunlar spontan konuşma içinde değerlendirilmelidir.

Bazı hastalar başlangıç olarak çok iyi görünebilirler ama değerlendirme süresi uzadıkça dil bozuklukları ortaya çıkabilir. Bu sebeple, bir nörologun yapacağı yatakbaşı sohbet dil bozukluklarını ortaya çıkarmak için yeterli olmayabilir. Özellikle, bir dil ve konuşma terapistinin hastayı değerlendirmesi öngörülür.

Akıcılığın değerlendirilmesinde hastadan bir dakika içinde sizin belirlediğiniz bir harf ile başlayan sözcükleri sayması (Harf akıcılığı testi: letter-fluency task) istenir. Genellikle istenen harfler sıklığı yüksek, dolayısı ile çok sözcük bulunabilecekler olmalıdır. Türkçede sıklığı yüksek harfler K, A, S olabilir. Bu tür bir değerlendirme dil işlevini ölçme yoluyla frontal lob yeterliğini ölçer. Bu yolla hastanın spontan olarak ürettiği sözcük sayısı kabaca bulunabilir. Bir dakika içinde, verilen ses ile, 8 den az sözcük üretim sayısı normal değildir. Bu sayının içine özel isimler ve çekim/yapım ekleri dahil edilmez. Bu değerlendirme sonucunda afazinin varlığı belirlenmese de, bir frontal lob yeterliliği ve/veya yetersizliğinden söz edilebilir.

Adlandırma değerlendirmesi, o an terapistin elinde veya etrafında bulunan bir iki giyim eşyası veya özel eşya ile değil, çok çeşitli nesnelerle birlikte yapılmalıdır. Sözcüğün kullanım sıklığı çok önemlidir. Kullanım sıklığı az olan nesne isimleri afazide en erken kaybolanlardır. İlaveten, özel bir semantik kategoriden sözcükleri ya da özellikle isimleri, eylemleri, adılları, veya ev eşyalarının, tamir aletlerinin, vücut parçalarının isimlerini kaybedebilir. Aslında, adlandırma yapması istendiğinde, hastalara nesnenin nasıl sunulduğu bile çok önemlidir. Örneğin, optik afazi olarak bilinen afazi tipinde, afazili bireyler özellikle kartlar üzerinde gördükleri nesneleri adlandıramazlar ama aynı nesneleri gerçek hayatta gördüklerinde daha iyi adlandırabilirler. Hatta işlevi verilerek ve dokunmaları da sağlanırsa daha başarılı olabilirler. Adlandırma sürecinde oluşabilecek hataların tipini bir dil ve konuşma terapisti çözümleyerek, bunları bireyin tanılanması, prognozu ve terapisi için kullanabilir.

Yatakbaşı yapılan değerlendirmeler, bazı zor sözcükleri de içeren 6-8 nesneli adlandırma etkinliğini içerirler. Adlandırma sorunu olarak bilinen anomi çeşitli patolojileri akla getirebilir. Alzheimer hastası bireyler nesneye ilişkin anlamlı bilgiyi kaybettikleri için adını söylemekte güçlük çekerler; çünkü ne nesneyi ne de kullanımını artık hatırlamamaktadırlar. Aksine nesneyi tanıyıp, ne işe yaradığını bilip ama hala adını söyleyemeyen afazili bireyler vardır. Bu kişiler nesneye ilişkin anlamlı bilgiye sahip oldukları halde sözcük biçimine erişemezler.

Dolayısıyla, optik afazisi olan bireyler görsel olarak nesneleri adlandıramasalar bile işlevinin verilmesi ile veya işitsel-dokunsal ipuçları ile adını bulabilirler. Uygun bir dil değerlendirmesi bu tür bir görsel agnoziyi (visual agnosia) ortaya çıkarabilir.

Afazili bireyin üretimi hem sözlü hem de yazılı becerileri içermelidir. Sözlü becerilerin dikkat çekici özelliği olan normal olmayan tekrarlamalar perisylvian afazileri (sylvian fisür civarındaki lezyonlarla ilişkilidir) belirlerler: Broca, Wernicke, kondüksiyon ve global afaziler gibi.

Tekrarlamanın korunması ise transkortikal ve bazı talamik afazilerin en ayırt edici özelliğidir. Tekrarlamanın değerlendirilmesi tekli sözcükler, basit tümceler ve karmaşık cümlelerle yapılabilir.

İşitsel anlama ve okuma değerlendirmeleri de hem sözlü hem de yazılı dil etkinlikleri dahilinde basitten karmaşığa doğru gelişen sözcük, sözcük öbekleri ve tümceler çerçevesinde yapılır. Bazı sağ hemisfer lezyonlarına bağlı olarak bireylerin sözcük veya tümcelerin sol taraflarını takip etmede veya okumada zorlukları olabilir.

İçinden okuma veya *sessiz okuma,* sözlü okumadan daha etkili olabilir ve anlamayı ölçen değerlendirmelerle ortaya çıkabilir. Bazı kondüksiyon afazilerin roman okuyup anladıkları iddia edilmektedir.

Yazılı dilin değerlendirmesi ise yazılanın doğruluğunu ölçtüğü kadar yazı kalitesini, dilbilgisi doğruluğunu ve niceliğini de ölçmelidir.

AFAZİ SENDROMLARI

Perisylvian afaziler; Broca, Wernicke, kondüksiyon, global afaziler, perisylvian olmayan afaziler, transkortikal duyusal, transkortikal motor ve transkortikal mikst afazilerdir. Özgün afaziler ise aleksi (yazma bozukluğu ile veya olmaksızın) ve pür sözcük sağırlığıdır.

Anomik afazi kendine özgün lokalisazyonu ile farklı bir sınıflamaya girer. Son zamanlarda, talamik veya diğer sub-kortikal afaziler, kros afaziler '*özgün afaziler*' sınıflamasına dahil edilir.

Adı geçen afaziler içinde, en çok tanınanları ve sıklıkla gözlenenleri Broca, Wernicke ve kondüksiyon afaziler gibi kortikal afazilerdir.

Broca afazi

Bu afazi tipi çeşitli kombinasyonlarda farklı bileşenleri içerir. Hastalar başlangıçta suskun, sesletimleri bozuk, spontan konuşmaları, tekrarlama ve adlandırmaları yetersiz tutuk afazi olarak bilinirler. Ağır bir okuma yetersizliği gözlenir.

Eylem adlandırma nesne adlandırmadan daha kötüdür. Tekrarlama bozuktur ve dilbilgisel hatalar içerir. Hastalarda yüz ve kolda felç bacaktakine göre daha belirgindir. İşitsel anlamaları çok iyi değildir.

Hareketleri ve konuşmaları apraksik özellikler taşır. Bir mum üfleme ya da öpücük verme işleminin gerçekleştirilmesi hasta için çok zordur. Parietal lezyon katılımları apraksiyi ciddileştirir; yine de, bireylerde hata farkındalığı çok yüksektir.

Tipik lezyonlar dorsolateral frontal korteks, operkulum, anteriyor parietal korteks, lateral striate ve periventrikular beyaz cevher civarındadır. İyileşme yıllar alabilir; düzelme daha çok anomik afaziye dönüşebilir.

Broca alanı afazisi ("baby" Broca lesion), sadece 44. alan lezyonu ile sınırlıdır. Afemi, kortikal sağırlık (cortical dumbness), anartri (sesletim bozukluğu) ve subkortikal motor afazi bu alanın hasarlanması sonucunda ortaya çıkabilir. Yine de iyileşmesi çok hızlıdır. Benzer bir sendrom *alt pre-rolandic fissure* lezyonuna sınırlı olarak da çıkabilir. Afazili bireyler kesinlikle konuşamayan ya da kendilerini normale yakın bir dil kullanımı ile yavaş ve tutuk ifade etmeye çalışan kişilerdir. Yabancı aksan sendromu (Foreign accent syndrome) adıyla bilinen bu durum bir çeşit afemiye benzer.

Wernicke afazisi

Wernicke afazili bireylerin oldukça akıcı konuşmaları ama bozulmuş tekrarlama yetileri fark edilir. Konuşmadaki akıcılığa rağmen, konuşma içeriği anlamlılık açısından boştur. Kendilerine özgü sözcük kullanımları yüzünden konuşmaları jargon doludur. İşittiklerini anlamaları bozuktur. Gramer kullanımları oldukça iyi korunmuştur.

Okuma yetileri genellikle korunmuş olsa da konuşma çıktılarına benzer yetersizlikleri sergiler. Sözcük sağırlığı (pure word deafness) gözlenen vakaların bile okuma yetileri oldukça başarılıdır.

'Hata farkındalığı'nın olup olmadığı tartışmalı bir konudur. Bazı araştırmalar sorunun varlığını doğrularken, diğerleri hataları kendilerine dinletildiğinde farkına vardıklarını iddia etmektedir.

Wernicke afazisine sebep olan lezyon yeri çeşitlidir. Genellikle, Sylvian fisüre yakın olan *superior temporal gyrus* lezyonu olaydan sorumludur. Derin temporal beyaz madde ya da orta veya inferior temporal gyri'nin katılımları prognozu kötüleştirebilir. Dolayısı ile lezyon yeri, bireyin yaşı ve diğer hemisferin katılımı iyileşmeyi etkileyen faktörler olarak görülür. Wernicke afazileri tümüyle iyileşebilirler veya kondüksiyon ya da anomik afaziye dönüşebilirler.

Çok benzer lezyonlar farklı afazi tipleri de ortaya çıkarabilir. Eşlik eden belirtilerin lokalizasyona yardımcı olup olmadığı araştırılmalıdır. Wernicke afazisine eşlik eden belirtiler görme alanı kaybı, inferior parietal lob katılımı ile gözlenen limb apraksi, parmak agnozisi, akalkuli (hesaplama yetisinin kaybı), okuma ve yazma hasarı (aleksi ve agrafi) ve angular girusun katılımı ile hemen hemen tüm belirtilerin yetersizliğini içeren "Gerstmann sendromu" dur.

Kondüksiyon afazi (Conduction aphasia)

Kondüksiyon afazili bireylerde dil üretimi akıcı ama adlandırma ve tekrarlama hasarlıdır. Hata farkındalığına bağlı olarak hataları düzeltme gayretleri (Conduit d'approche) gözlenir. Teybe alınan konuşmalarındaki hataları düzeltebilme yetileri gözlenmiştir.

Klasik bağıntısızlık hipotezi kondüksiyon afazinin oluşmasına neden gösterilen anlama ve konuşma üretimi merkezleri arasındaki bağı kuran arcuate fasciculus'un rolüne dikkat çekmekte ve bu bağın hasarlanmasının bu afazi tipinin ortaya çıkmasına yardımcı olduğunu iddia etmektedir. Henüz doğruluğu kanıtlanmamış olsa da, teypten dinledikleri konuşmalarını düzeltebilme yetileri bu afazi tipinin bir bağıntı hasarından değil, bir dikkat bozukluğundan da kaynaklanabileceğini önerilmektedir.

Bireylerin sözcük bulma güçlükleri ve tereddütleri sıklıkla gözlenir. Sesli okuma ve yazma yetileri göreceli bozulmuştur. Bazı bireylerin yazılı anlatımları çok düzgün, bazılarının ise okuma yetileri roman okuyabilecek kadar şaşırtıcıdır.

Kondüksiyon afazide supramarginal girus ve angular girus oldukça etkilenmiştir. İyileşmeleri beklenir ama sesbilgisel ve semantik açıdan yetersizliklerinin devam etmesi olasıdır.

Global afazi

Bu afazi tipinde bireylerin işitsel anlama, adlandırma, tekrarlama ve konuşma üretiminde yetersizlikleri vardır. Beyin krizi, tümör, demans veya diğer nedenlere bağlı olarak ortaya çıkabilirler.

Global afazide oldukça geniş serebral hemisfer krizleri beklenir. Enfarkt tipik olarak, internal karotid arter ya da orta serebral arter tutulumunu gerektirir. Sonuçta, sol hemisferin büyük bir kısmı veya üçte ikisi hasarlanır. Anterior ve posterior serebral arterler korunmuş olabilirler. Yüzde ve kolda bacağa göre daha tutulumlu sağ felç neredeyse bir kural gibi ortaya çıkar ve sağda yarı görme alanı kaybı vardır (right homonymous hemianopsia).

Global afazi çok nadir olarak sağ hemisfer lezyonları ile de gözlenebilir; bu durumda çapraz afazi (crossed aphasia) olarak adlandırılır. Sol el kullananların beşte birinde veya sağ el kullananların yüzde birinde rastlanan global afazi sağ hemisferde de soldakine benzer bir lezyon ile ortaya çıkarak solda felç ve yarı görme alanı hasarı eşliğinde belirlenir.

Global afazide felç olmaması çok nadir görülen bir durumdur. Felcin gözlenmediği bir olguda motor alanların korunmuş, ama hem anterior hem posterior perisylvian dil alanlarının etkilenmiş olması gerekir. Felçli olmayan vakaların bir talamik lezyondan etkilenmiş olabileceği de unutulmamalıdır.

Global afazi, bireyleri oldukça yıpratmıştır; yine de kendi içinde bazı derecelendirmeleri vardır. Bu bireylerin zaman içinde Broca veya anomik afaziye dönüşme olasılığı vardır ve terapiden kesin faydalanırlar. Çoğu birey, gereksinimlerini sözlü veya yazılı dili kullanamadan da olsa anlatabilme yetisine gelebilir. Seste ezgi, işaret kullanımı veya onay, red hareketleri ile global afazili bireyler iletişim kurabilirler.

Bu açıdan global afaziler, dil yetileri normal ama yüz ifadelerini ve sesteki ezgiyi kaybetmiş, hatalarının çok farkında olmayan dolayısıyla rehabilitasyona yanıt vermeyen bir sağ beyin hasarına göre daha şanslı olabilirler.

İlk 6 ay içindeki iyileşme, global afazinin geleceği için iyi prognoz sağlasa da, afaziye neden olan hasar, bireyin yaşı ve genel sağlığı, lezyon yeri ve aldığı rehabilitasyonun niteliği iyileşmenin oranını saptayabilir.

Pür sözcük sağırlığı (Pure word deafness)

Pür sözcük sağırlığı olan hastalar sağır değildirler ama konuşulan dili anlamazlar. Oysa konuşmaları ve yazılı dili kullanma yetileri korunmuştur.

Birinci temporal girusun her iki yanı ya da Heschl gyrus alanı hasarı bu afazi tipine yol açar. Pür sözcük sağırlığının kortikal sağırlık veya işitsel agnoziden ayırt edilmesi gerekir.

Transkortikal afaziler

Tekrarlama yetisi korunmuş bu tip afazilerde, diğer yetilerin çoğu bozulmuştur. Bir dereceye kadar konuşulanı anlayabilirler ama konuşma çıktıları veya adlandırma yetileri çok azalmıştır. Özellikle bacaklarda zayıflık ile ilişkilendirilen lezyon anterior serebral arterden kaynaklanan kriz sonrası oluşur.

Transkortikal duyusal afazide bireyler akıcı konuşabilirler ama tamamıyle anlayamazlar, adlandırma yapamazlar, konuşmaları anlamlı değildir.

Transkortikal mikst afazide (isolation of the speech area), bireyler sadece tekrarlayabilir; anlamadan ve spontan üretme yapamadan sadece söyleneni yankılama yapabilirler (echoing). Bu tip afazi Alzheimer'in ve demansın ileri evrelerinde görülebilir. Beyin krizi arkasında ise parieto-oksipital korteksin her iki taraf lezyonu veya left temporo-oksipital korteks lezyonu ile ortaya çıkabilir.

Transkortikal motor afazi'nin konuşmayı başlatmada sorunu vardır. Gramerleri bozuk, sözcük öbekleri az ve kısadır. Başlangıçta hiç konuşma olmayabilir. Çok iyi bilinen bazı kalıplar bile hasarlanmış olabilir. Bir ya da iki bacağın felçli görünümü, anterior serebral arter lezyonunu hatırlatır. Erken dönemlerinde 'isteksizlik (abulia) ya da hareket etmez-konuşmaz (akinetik mute) bir görünüş' ortaya çıkabilir.

Anomik afazi (Anomic aphasia)

Anomik afazi; korunmuş tekrarlama, akıcı konuşma ve adlandıramama yetisi ile karakterizedir. Bir başka afazinin iyileşmiş hali olabileceği gibi kendi başına bir belirti olarak da ortaya çıkabilir.

Dorsolateral frontal korteks, posterior temporo-oksipital korteks ya da talamus lezyonları gibi çoklu beyin alanlarının etkilenmesi söz konusu olabilir. Sol anterior temporal lezyon da anomik afaziye yol açabilir.

Subkortikal afaziler (Subcortical aphasias)

Broca, çok meşhur hastası Tan-tan vakasında kortikal lezyon ile gelişen derin basal ganglia lezyonlarından bahsetmiştir. Yine de tek başına bir basal ganglia lezyonunun afazi üretebileceği tartışmalıdır. 1980'lerin başlarında *caudate* ve ilişkili beyaz cevher lezyonlarının afaziye neden olabileceği tartışılmaya başlanmıştı. İzleyen yıllarda nöro-görüntüleme yöntemleri bu konuya daha ileri bilgi sağladılar. Hatta, MRI taramalarında sadece *caudete lezyonu* saptanan kortikal afazili vakaları ortaya çıkarmaktadır. Kan akışının görüntülenmesine ilişkin çalışmalar, basal ganglia lezyonları olan vakaların kortekste akış anormallikleri saptamasına ilişkin bilgiyi MRI taramaları ile ortaya çıkarmıştır. Striatocapsular lezyonu olan bazı vakalarda afazi veya ihmal (neglect) saptandığı, diğerlerinde bu tür bulguya rastlanmadığı araştırılmıştır.

Talamik afaziler (Thalamic aphasias)

Felçli olmayan veya görme alanı kaybı olmayan afazili bireyler deneyimsiz klinisyenleri şaşırtabilirler. Bu tür afaziye neden olan lezyonlar, talamik kriz sonrası gözlenebilirler. Lezyon yeri özellikle 'anteriyor talamik' olarak dikkati çeker; sonuçta anomik afaziye benzer bir tablo ortaya çıkar. Benzer şekilde, talamus ile temporal lob arasındaki beyaz cevher lezyonları ve teorik olarak tümörler talamik afaziye benzer afazi tipleri üretirler. Yine de, vakalar afaziden çok unutkanlık şikayeti varmış gibi görünürler.

Kısaca, talamik afaziliier hızlı ve akıcı konuşma, sözcük bulma güçlüğü, jargon konuşma, tekrarlama yetisi korunmuş, semantik parafazi kullanımları olan bireyler olup ağır depresyon içinde bulunabilirler. Ne yazık ki, akut dönemlerde, hastalıklarının seyri dil özelliklerini gölgelediği için yetersizlikleri başlangıçta fark edilmeyebilir.

Pür aleksi (Pure alexia)

Afazililerde okuma hasarı farklı isimlerle bilinebilir: yazma kaybı olmayan okuma kaybı (alexia without agraphia), posterior aleksi, periferel disleksi, harf okuma ve Dejerine sendromu gibi. Tam okuma bozukluğu yaşayan bireyler bu yetersizliklerinin dışında normal dil yetilerini korurlar.

Yazabilirler ama yazdıklarını okuyamayabilirler. Bellek sorunları yoktur, heceleyebilirler, hatta hecelenen sözcükleri de tanıyabilirler fakat okuyamazlar.

Okuma bozukluğunu tanılamaya ilişkin belirtiler, renk isimlerini tanıyamama olarak bilinen renk anomisi, ve bir çeşit görme alanı kaybıdır (contralateral superior quadrantanopsia). Vakaların çoğu anomik olabilirler. Lezyonları, genellikle posterior serebral arterin suladığı gri cevher alanlarıdır. Bu alanlar posterior thalamus, temporal lobun alt kısımları ve orta oksipital lobu içermektedir. Oksipital korteks emboli atmış bir posteriyor serebral arterin yarattığı lezyondan ötürü hasarlanır ve sonuçta okuma yetersizliği ortaya çıkabilir.

Okuma yetersizliğinde oldukça farklı etyolojilere dayanan iki açıklama getirilir: birincisi, bağıntısızlık kuramına dayanır. Lezyon, dominant hemisferden gelen görsel bilgiyi kesmekle kalmayıp sağ hemisferden gelen bilgiyi de keserek, her iki hemisferdeki görsel bağıntı alanlarının dil korteksi ile bağıntısını koparır. Böylece diğer dil işlevleri korunurken, sadece okumayı gerçekleştiren bağlantılar kopmuş olabilir.

İkincisi ise açıklamayı posteriyor temporo-oksipital korteksteki sözcük biçimlendirme alanının hasarlanmasına dayandırır. Vakalar sözcükleri tanıyamadıkları için okuyamamaktadırlar. Harf okumalar korunmuştur, sözcükteki harfleri tek tek okuyabilmektedirler. Hatta sözcüğü sözlü olarak duyduklarında söyleyebilmekte ve anlamaktadırlar ama kendi başlarına okumayı gerçekleştirememektedirler

Okuma ve yazma bozukluğu (Alexia with agraphia)

'Angular gyrus sendromu' ve 'santral aleksi' olarak da bilinir. Gerstmann sendromu; sağ-sol ayrımının yapılamaması, parmak agnozisi ve birden bire ortaya çıkan yazı yazma bozukluğu ile ortaya çıkan bir durumdur. Henüz gerçek bir sendrom olup olmadığı tartışmalıdır.

AFAZİDE TERAPİ YAKLAŞIMI

Afazide gerek değerlendirme gerekse terapide önerilen çeşitli yaklaşımlar vardır. Değerlendirmeler farklılaşsa da, terapiler bir şekilde hasarlanan dil modalitelerinin çalışılmasına yönelik alıştırmalara odaklanır. Dolayısıyla, bu kitabın içeriğinde, afazili bireylerin işitsel anlama, tekrarlama, adlandırma ve okumasına yönelik etkinlikler bulacaksınız. Afazili bireylerde sıkça gözlenen parafazi ve perseverasyon gibi hatalı kullanımların önlenmesinde de alıştırmalardan faydalanabilirsiniz. Afazinin apraksi ile görüldüğü durumlarda öncelikle apraksi, afazinin dizartri ile görüldüğü durumlarda ise önce dizartri terapilerinin başlatılması ve gerekli iyileşmenin izlenmesi halinde afazi yetersizliklerinin ele alınarak devam edilmesi uygundur.

APRAKSİ / DİSPRAKSİ

Tanım Apraksi davranışsal nörolojik sendromların en önemlilerinden ama en az anlaşılanlarından biridir. Düşük tanınırlığına rağmen, yaşamsal sınırlılıklar getirerek, kişileri üzen bir sorun haline gelir. Motor agnozinin bir biçimidir. Hastaların çoğu felçli değildir ama daha önceden yapabildikleri beceri gerektiren hareketleri nasıl yaptıklarına dair bilgiyi kaybetmişlerdir. Strok ve demans hastalarında buna ilişkin olası bir yetersizlik belirtilir. Örneğin, aletleri kullanamayan apraksi hastaları günlük işleri yerine getiremeyebilirler. Yine de, eşlik eden bir afazi olmadıkça, apraksi hastaları bağımsız olarak yaşayabilir, otobüse, metroya binebilir, oldukça normal bir hayat sürdürebilirler.

"Apraksi, herhangi bir güçsüzlük, akinezi, normal olmayan ton veya postür, korea'de olduğu gibi hareket bozukluğu, bilişsel işlevlerde bozulmalar, anlamada azalma, koopere olamama gibi durumların haricinde, beceri gerektiren hareketlerin yapılamamasıdır" (Heilman, 1993). Sözcük anlamı ile praksi (praxis), beceri gerektiren hareketlerin yerine getirilme zorluğudur. Praksinin başındaki "a" praksinin kaybına, "dys" ise kısmi kaybına karşılık kullanılır. Bu yüzden, apraksi konuşma kaybı/yokluğu, dispraksi ise konuşma yetilerindeki azalmaya karşılık gelmektedir.

Apraksi, alanyazında her biri farklı bir yetinin yapılamamasını tanımlayan çeşitli adlarla anılır. Bunlardan bazıları; konuşma apraksisi (apraxia of speech), bukkofasiyal apraksi (buccofacial apraxia), kallosal apraksi (callosal apraxia), konsepsüel apraksi (conceptual apraxia), dispraksi (dyspraxia), idyomotor apraksi (ideomotor apraxia), ideasyonal apraksi (ideational apraxia), limb apraksi (uzuvlara–genellikle el kullanımına ilişkin), limb-kinetik apraksi, magnetik apraksi, motor agnozi, oral apraksi' dir.

Patofizyoloji Apraksi primer motor kortekse ilişkilendirilmeyen, kortikal düzeyde motor sistem yetersizliğini düşündüren bir sendromdur. Hareketlerin planlanmasında, daha önceden öğrenilmiş ve saklanmış hareketlerin benzerleri kullanılır. Hareketleri temsil eden bu 3 boyutlu formüller ('supramodal kodlar') sol hemisferin inferiyor parietal lobunda saklanır. Beynin bu bölgesini etkileyen hasarlar (strok, demans, tümör gibi..) bu tür becerilerin nasıl gerçekleştirileceğine dair bilgilerin kaybolmasına neden olur.

Apraksi, başka lokalizasyondaki lezyonlarla da oluşur; ön serebral arter (ACA:anterior cerebral artery) kaynaklı strok veya tümörlerle oluştuğu gibi, korpus kallosum lezyonları ile de ortaya çıkabilir. Korpus kallosum'un öğrenilmiş hareketlerin yerine getirilmesine doğrudan katkısı tartışılmakla birlikte, sağ hemisferden premotor kortekse taşıdığı dokuların hasarlanması apraksi oluşumuna neden olabilir. Bu tür bir apraksi klasik bağlantısızlık sendromuna (disconnection syndrome) neden olduğu için sonucunda 'kallosal apraksi' tanısı alan olgu tipleri sadece sol elde apraktik (beceriksiz) olarak karşımıza çıkarlar.

Görülme sıklığı Amerika Birleşik Devletlerinde apraksi sıklığına dair çalışmalar azdır; yine de demans ve strok gibi en sık görülen nörolojik hasarların ardından ortaya çıktığı için sık gözlenir. Diğer dünya ülkelerinde apraksi sıklığına dair çalışmalar çok seyrek gözlenmektedir.

Ölüm oranı Apraksi bir hastalık değil, bir sendromdur. Sonuç olarak tek başına apraksi ölümle sonuçlanmaz.

Yaş Genelde apraksi görülme sıklığının yaşlı gruplarda daha yaygın olduğu düşünülür.

Hikayesi Apraksili birey belli becerileri yerine getiremediği için *hasta hikayesi* hastaya en yakın kişiden veya kişinin bakıcısından alınmalıdır. Bakan kişiye hastanın -olayın öncesinde ve sonrasında- yapabildikleri sorulur. Özellikle günlük hayatta kaşık, çatal, bıçak, diş fırçası, mutfak aletlerini ne kadar doğru, uygun yerde ve güvenle kullandığı, çekiç, makas gibi aletleri kullanmada ne kadar yetkin olduğu araştırılır.

Genellikle apraksili bireyler kanepelerde oturup, televizyon seyreden ve etrafında olup biten hareketlerle ilgilenmeyen şahıslardır. Bu yüzden, sıklıkla, alınan hikaye hastanın azalan veya etkilenen hareketlerine odaklanır. Hastanın yazması da mutlaka değerlendirilmelidir.

APRAKSİ TİPLERİ

İdeomotor apraksi, alet kullanmayı içeren uzuv (limb) hareketlerinin tekrarı /taklidi (burun silme, asker selamı verme gibi) istendiğinde, hastanın başarısız olması ile anlaşılır. Hastaların el kullanımlarında herhangi bir yetersizlik olmadığı halde, yapılamayan hareketler düşünme ve tasarlama evresindeki yetersizlikten kaynaklanır.

İdeasyonel apraksi *(ideational apraxia / conceptual apraxia)* ideomotor apraksi hastaları jestleri üretmede hatalar yaparken, ideasyonel apraksi hastaları daha farklı bir yetersizlik çekerek, aletleri işlevine uygun işlerde kullanmaya eşleyemezler. Bu tür hatalar daha derin düzeyde gerçekleşmekte olup anlam hataları (content errors) içermektedir. Kişiler aletlerin bizlere önerdiği mekanik avantajları kullanabilme yetisini kaybetmiş görünmekte, eylemleri gerçekleştirmek için tümüyle yanlış alet kullanımları gerçekleştirmektedirler. Bireylerin gerçekten eylemleri yerine getirmede mi yoksa neye yaradıklarını bilme konusunda mı zorluk çektikleri kesinlikle değerlendirilmelidir.

Bukkofasiyal apraksi Oral apraksi olarak da bilinen bu türün hastaları tümüyle farklı bir işlemleme ve lezyon görüntüsü ile karşımıza çıkarlar. Örneğin, herhengi bir felç olmamasına karşın hasta ağız, dil, dudak ile ilgili becerileri nasıl gerçekleştireceğini bilemez.

Bukkofasiyal apraksi genellikle Broca afazisi ile, *limb apraksi* ise genelde parietal lezyona yakın lokalizasyon hasarı olan Wernicke afazisi ile ortaya çıkar. *Konsepsüel apraksi* ise Parietal lezyon belirtisi olarak gözlemlenir.

APRAKSİ DEĞERLENDİRMESİ

İdeomotor apraksi değerlendirmesi çok basit alet kullanımları ile yatakbaşında gerçekleştirilebilir. Hastadan 3 eylemi pandomim şeklinde gerçekleştirmesi istenir. Önündeki hayali bir duvara çivi çakması, tornivida ile delik delmesi ve kağıt keser gibi makas kullanması istenebilir. Bunlara ilaveten, testere ile tahta kesme, tas içindeki yumurtaları çırpma, patates soyma eylemlerinin pandomimi istenebilir. Bu komutlardan herhangi birine 'olumlu' olarak değerlendirilecek tepki, hareketin bir parçasının gerçekleşmesidir. Hastalar bu hareketleri gerçekleştirmek için ellerini hayali aleti tutmaya yönelik harekete geçirecek, aleti hedef uzaklıkta ve uygun ortamda tutup eylemin gerçekleşmesini sağlayacaklardır. Bir başka deyişle, terapist sanki ortada gerçek bir kağıt ve makas varmış gibi kesme eylemini görmelidir. Birbirini takip eden bu işlemlerden bir parçasının ne kadar gerçekleştiği hastanın performansını belirtir.

İdeasyonel apraksi hareketlerin düşünce aşamasına ait bilginin kaybı olarak tanımlanır. Hastalar nasıl hareket edeceklerinin bilgisini bilirler, ama motor korteksteki enervatuar örüntülerin (innervatory patterns) yanlış kodlamasından dolayı hareketi doğru olarak gerçekleştiremezler. Bazen hastayı daha uygun bir ortamda değerlendirmek gerekebilir. Örneğin, yemek tepsisi bir çatal, kaşık ve diş fırçası ile sunulursa hastanın yanlış aleti seçmesi çok belirgin olarak değerlendirilir.

Bukkofasiyal apraksi tümüyle farklı bir işlemleme ve lezyon gösterir; bu yüzden farklı değerlendirilir. Limb apraksinin aksine bukkofasiyal aprakside hastalar felç olmadığı halde beceriye dayalı hareketleri dudak, ağız, dil gibi organları ile gerçekleştiremezler. Dolayısıyla, değerlendirmede bu organların hareketlerine ilişkin pandomimler istenir. Dil ve konuşma terapisti hastadan yanaklarını hava ile şişirmesini, mum üflemesini veya ıslık çalar gibi yapmasını isteyebilir.

Spesifik Apraksi tipleri

Giyinme apraksisi (Dressing apraxia) Giyinirken sol tarafa dikkat eksikliğinin ortaya çıktığı apraksi türüdür; bir ihmal sendromu (neglect syndrome) olarak da izlenir. Genellikle sağ hemisfer lezyonu ile ortaya çıkar. İdeomotor apraksi ile ilgisi yoktur.

Limb-kinetik apraksi (melokinetik / inervatuar apraksi) sakar /beceriksiz el olarak bilinir. El ve parmaklarla belli hareketlerin yapılma beceriksizliğidir. Örneğin, hasta hızlı parmak hareketleri yapamaz. Parmağının ucuyla nesneleri tutamaz, ya da parmakla tıklatma hareketlerini gerçekleştiremez.

Konstrüksiyonel (Constructional) *apraksi* Resmi kopyalama ya da çizme yetersizliğidir. Genellikle frontal ya da sağ veya sol parietal lob hasarı ile ortaya çıkar. Frontal lob hastaları çizimin üstündeki bazı öğelere takılma eğilimi gösterirler. Örneğin, yüz çizme amacıyla hasta daireyi devamlı çevirerek içine 3 nokta koymayı tekrarlayabilir (vizüospasyal agnozi).

Rehabilitasyon Aprakside tanılama çok önemlidir. Hastanın bağımsız yaşamasını engelleyecek yetersizlikler ortaya çıkarılır. Bu yüzden hastalar ek desteğe gereksinim duyarlar; aile eğitimi terapinin önemli bir bölümüdür.

SÖZEL APRAKSİ

Konuşma apraksisi ya da dispraksi olarak bilinen sözel (verbal) apraksi hastanın söylemek istediklerini doğru söylemede zorluk çektiği bir konuşma bozukluğudur. Bu durum, konuşma kaslarının (yüz, dil, dudak kasları gibi..) zayıflığına bağlı olarak gelişmeyebilir. Konuşma apraksisinin şiddeti ağırdan hafife giden oranlarda değişebilir.

Sözel apraksinin Nedenleri ve Tipleri

Konuşma apraksisinde 2 önemli tipten bahsedilir; edinilmiş ve gelişimsel konuşma apraksisi.

Edinilmiş konuşma apraksisi her yaştaki insanı etkileyebilir. Genellikle yetişkinlerde gözlenir. Beynin konuşma ile ilgili bölümlerinin hasarlanması nedeniyle var olan konuşma yetilerinde kayıp ya da yetersizlik şeklinde çıkar. Beyindeki hasar, inme (strok), beyin travması, tümör veya beyni etkileyen bir başka hastalıktan kaynaklanabilir. Edinilmiş konuşma apraksisi, konuşma üretimini etkileyen kas zayıflığı (dizartri /dysarthria) ile ya da sinir sistemine gelebilecek bir hasarla (afazi /aphasia) birlikte oluşabilir.

Gelişimsel konuşma apraksisi genellikle çocuklarda ortaya çıkar ve doğumdan itibaren gelişir. Kızlardan çok erkek çocukları etkiler. Bu bozukluğun bilinen diğer isimleri gelişimsel sözel apraksi (developmental verbal apraxia), gelişimsel sözel dispraksi (developmental verbal dyspraxia), sesletim apraksisi (articulatory apraxia), ve/veya çocukluk apraksisi'dir (childhood apraxia of speech). Gelişimsel konuşma apraksisi çocukların normal akranlarına göre daha yavaş bir konuşma gelişimi izledikleri *gelişimsel konuşma gecikmesinden* farklıdır. Gelişimsel konuşma apraksisinin nedeni veya nedenleri henüz bilinmemektedir. Gelişimsel konuşma apraksisi olan çocukların kendilerini ifade edebilmekten daha farklı sorunları da vardır. Bunlar dizartri gibi konuşma sorunlarını ve zayıf sözcük dağarcığı, yanlış gramer, okuma yazma, matematik, uyum, motor-beceri sorunları veya yutma ve çiğneme gibi dil sorunlarını içerir. Adı geçen yetersizlik karmaşık bir gelişimsel bozukluğa işaret ettiği için tanısı çok güçtür; dil ve konuşma terapisi uzmanlarının ayrıntılı değerlendirmesini gerektirir. Dolayısıyla, bu kitabın içeriği gelişimsel konuşma apraksi terapisini hedeflememektedir.

Sözel Aprakside Belirtiler

Konuşma apraksisinin hangi türü olursa olsun hastalarda farklı konuşma özellikleri veya belirtileri gözlenir. En belirgin özellik hastanın sözcükleri oluşturan sesleri ve heceleri doğru dizinine koyarak sesletebilme zorluğudur. Uzun ve karmaşık sözcükler kısa ve basit sözcüklere göre sesletim açısından daha da zorlaşabilir. Konuşma apraksili bireyler konuşurken tutarsız sesletim hataları yaparlar. Örneğin, çok zor bir sözcüğü önce doğru olarak söyleyip, sonradan bir kez daha tekrarlayamazlar ya da zorluk çektikleri sesleri bir gün çok iyi söylerken, bir diğer gün zorluk yaşayabilirler. Hastalar doğru ses ve sözcük için deneme ve yanılmalarda bulunurken doğru modeli sesletene kadar defalarca tekrarlama yaparlar. Bu arada, bir başka göze çarpan özellik olarak, yanlış prosodi kullanımları dikkat çeker. Ritm ve vurgu düzensizlikleri de öne çıkabilir.

Edinilmiş apraksili vakaların sorun ciddiyeti bireyden bireye değişir. Sorun çok hafif ise, hastanın sorunu birkaç sesi sesletme ya da nadir olarak birkaç sözcük kullanımında takılmalarla sınırlı olabilir. En şiddetli durumlarda ise hasta etkin olarak iletişim kuramamakta ve alternatif iletişim sistemlerinden yardım almaya gereksinim duymaktadır.

Sözel apraksi nasıl tanılanır?

Dil ve konuşma terapistleri sorunu tanılamada ve terapisini vermede önemli bir rol oynarlar. Değerlendirmesinde tek bir test ya da ölçüt kullanılamaz. Üstelik bazı durumlarda dil ve konuşma terapistleri bile hangi özgün belirtinin apraksinin bir göstergesi olduğu konusunda değerlendirmelerini detaylandırmak gereksinimi duyarlar. Değerlendirmeyi yapan kişi bazı belirtilerin bir araya gelmesinin tanılamayı doğrulayacağına inanır. Kas zayıflığı veya dilin anlaşılmasına ilişkin faktörler tanıyı apraksiden uzaklaştıracaktır.

Doğru bir tanılama gerek terapistin gerekse ailenin uzun gözlemleri ile başlar. Konuşma terapisti formal değerlendirmede hastadan bazı basit sözcükleri ve gittikçe uzayarak karmaşıklaşan anlamlı veya anlamsız sözcükleri (örn: loy, loy loy, loy loy loy gibi..) defalarca tekrarlamasını isteyebilir. Edinilmiş konuşma apraksisi için terapist hastanın okuma ve yazmasına, sözel olmayan hareketleri nasıl gerçekleştirdiğine bakar. Beyin görüntüleme yöntemleri de tanılamada yardımcı olabilir.

Sözel apraksi terapi yaklaşımı

Bazı durumlarda, edinilmiş apraksisi olan hastalar spontan iyileşme dönemi içinde bazı konuşma sorunlarının üstesinden kendiliğinden gelebilirler. Aksi durumlarda, dil ve konuşma terapistleri apraksi terapisinde farklı yaklaşımlar kullanırlar. Zaten tek bir terapi yaklaşımı etkin olarak kendini ispat edememiştir. Çoğunlukla ses, sözcük ve sözcük öbeklerinin tekrarlarına dayanan terapiler tercih edilenler arasındadır. Terapiler kişiye göre bireysel uyarlanır, ve diğer sorunları da birlikte tedavi etmek amacıyla desenlenir. Her hasta terapiye farklı yanıt verir, bazıları diğerlerine göre daha başarılı olabilir. Konuşma apraksili hastalar çoğunlukla bire bir ve yoğun terapiye gereksinim duyarlar. Aileden alınan destek ve cesaretlendirme çok önemlidir.

Apraksili bireyler kendilerini ifade edebilmek için başka yöntemler bulabilirler; gerek formal gerekse informal işaret diliyle, resimli kitaplarla, yazıyla kendilerini ifade edebilirler.

Sözel apraksi ve/veya Oral apraksi (Verbal Apraxia and/or Oral Apraxia)

Oral apraksi yetişkinin sözlü olmayan hareketlere *istemli* (volitional) kontrol sağlamada zorluk çekmesi olarak tanımlanır. *İstemli hareket güçlüğü* bireyin kendilerinden istenen sözlü veya sözlü olmayan hareketi oldukça bilinçli olarak deneme zamanında ortaya çıkan zorluk olarak açıklanabilir. Örneğin, kişi kendisinden istendiğinde dilini çıkarmada veya sokmada zorlanabilir, ya da komutu yerine getirmede istenen sıraları dizinleyemeyerek 'elini öp, başına koy ve elini salla' gibi bir komut istemine düzgün sırada tepki veremez. *Sözel apraksi* ise bireyin konuşma üretiminde istemli olarak hareketi yerine getirememesidir. Bu istemsizlik ses, hece, sözcük, hatta sözcük öbekleri düzeyinde olabilir. Motor güçlük en çok seslerin bir dizine sokulması kısmında oluşur. Sıklıkla oral apraksi sözel apraksiye eşlik edebilir, ama her zaman bu şekilde gelişmeyebilir.

İstemli (Volitional) hareket nedir? Birey gün içindeki normal etkinliklerinde bazı hareketleri veya sesleri, sözcükleri kendiliğinden ve zorlanmadan çıkarır; örneğin esneyebilir veya sigarasının dumanını üfleyebilir, bu arada *'üf, aman, ay'* gibi basit nidaları da çıkarabilir; ama kendisinden bu hareketleri yapması istendiğinde biraz önce rahatlıkla ürettiği hareket veya sesleri/sözcükleri söylemede zorlanır. Bu tip durumlarda bireyin yüzünde verdiği mücadeleyi gözleyebilirsiniz. Onlar, mimiklerini, dudaklarını hareketi/sesi çıkarır gibi yapma ya da gerekli sesletim pozisyonunu arıyor gibi yapma görüntüsü ile betimlenirler. Burada karşılaştırılan, bireyin üzerinde düşünmeden ve farkına varmadan üretebildiği hareket veya sesletebildiği ses ile kendisinden istendiğinde ve üretmek için gayret ettiği bir zamanda gerçekleştirdiği hareket veya sözdür. Apraksili birey istendiğinde veya kendi istemi (volitional control) ile sesleri üretip, sözcük içinde dizinliyorsa başarılıdır. Terapi sonlandırmada hastanın istemli kontrolü bir ölçüt olarak kabul edilmelidir.

Bu alıştırma kitabında, pür apraksili veya afaziye eşlik eden belirtileri ile apraksili yetişkinler için değerlendirme ve terapilerde kullanılacak alıştırmaları bulacaksınız. Alıştırmaların uygulanma aşamalarında apraksi düzeylerinin de göz önüne alınması gereklidir.

TERAPİ ÖNERİLERİ

Vakanın ilk gelişinde, terapiye başlamadan önce apraksiye eşlik eden afazinin olup olmadığını ve apraksi şiddetini belirlemelisiniz. Hastanız, global afaziye veya şiddetli apraksiye bağlı olarak hiç konuşamıyor veya çeşitli yetersizlik evreleri yaşıyor olabilir. Değerlendirmelerinizi göz önüne alarak, bu kitabın ileri kısımlarında sizlere sunulan alıştırmalarla terapinizi başlatabilirsiniz.

Şiddetli apraksi

Hastanıza şiddetli apraksi tanısı koyduysanız, onun konuşamıyor ve sözcükleri taklit / tekrar edemiyor olması beklenir.

1. Hastanızın tek heceli ve çift dudak seslerinden biriyle, örneğin /m/ ile seslemeye başlamasını sağlayın. Tekrarlanmasını istediğiniz sözcüğe model olurken üretiminizi biraz melodik/ezgili yapmanız önerilir. Doğru üretime yaklaşan tüm denemeleri cesaretlendirin, doğrudan çok uzaklaşan üretimlerin tekrarlanmasına ise izin vermeyin. Doğru olarak üretilen iki sözcüğü kombine ederek tekrarlatabilirsiniz. /m/ sesi ile çalışmalarda % 80 başarıya ulaştığınızda /p/ /b/ sesleri ile devam edebilirsiniz.
2. Eğer vakanız yukarıda önerilen modeli izlemede başarısız olmuşsa, öncelikle ağız açma, kapama, dudak büzme gibi ağzı ve dudakları çalıştıran ağız-yüz motor hareketleri ile alıştırmalara başlamanız iyi olur. Hastanız dudak büzme hareketlerini becerebilirse ondan /mmmmmm/ sesini çıkarmasını isteyin, birlikte taklit çalışmaları yapın. Daha sonra yukarıda önerilen alıştırmaları sürdürebilirsiniz.
3. Tek heceli iki sözcüğü yan yana getirerek yavaş yavaş cümle alıştırmalarının basit olanlarına doğru ilerleyin. Hastanın üretimini gözleyebileceği fonemlerle devam etmeniz uygundur.
4. Vücut posizyonunda gevşeme sağlaması ve efor harcamadan kolay üretimlere erişmesi için hastanıza model olun. Vaka eforlu üretim çabaları gösteriyorsa, uyarılarınızı yenileyin.
5. Günlük hayatta çok geçen kullanım ve deyimlerimizi hafif abartılı melodilerle üretme hastanız için kolaylık olabilir. Taklitler başarılı oldukça melodik tekrarlamayı bırakabilirsiniz.

Orta ve Hafif şiddetli apraksi

1. Terapi seansına seçtiğiniz bir fonemle başlayın. Hastanın taklit edebilme becerisine göre tek heceli sözcüklerden çift hecelilere doğru alıştırmalarınızı sürdürün. Daha sonra birkaç kısa cümle ile başlayarak daha uzun ve zor cümlelerle devam edin.
2. Kafiyeli sözcüklerin art arda ve hızla söylenmesini isteyin.
3. Çiftli sözcükleri ve cümleleri hastanın okumasını sağlayın.

Bu tür alıştırmaların uygulanması sürecinde vakanız başarısız olursa veya yorularak yanlışlarını arttırırsa, terapiyi bırakın. Gerekli durumlarda kısa dinlenme molalarını hatırlayın. Hastayı duruş ve eforu açısından uyararak ilk alıştırmalara geri dönmeniz uygun olabilir. Tutarlı fonem sesletimleri kesinlikle terapistin dikkatini çekecektir, bu yanlışların düzeltilmesini çalışma amacıyla ve hata perseverasyonlarını azaltmak amacıyla terapinizi belirlenen sesbirim (fonem) ve gruplarına odaklamanız önerilir.

DİZARTRİ

Tanım Konuşma üretimi birbiriyle bağlaşık etkileşim halindeki beş bileşenin düzenli bir eşgüdüm içinde çalışmasıyla meydana gelir. Bu beş bileşen solunum (respirasyon), sesleme (fonasyon), rezonans, sesletim (artikülasyon) ve prosodidir. Bu bileşenlerden biri veya birkaçını etkileyecek bir nöromotor sorun, dizartri veya apraksi olarak tanımlanan motor konuşma bozukluğu ile sonuçlanır. Dizartri, merkezi sinir sistemi ve/veya çevresel sinir sistemi ya da her iki sistem hasarlarına bağlı olarak konuşmanın üretim boyutunda kas kontrolunu etkileyen bir grup *motor konuşma bozukluğudur* (Duffy, 1995; Rosenbek ve LaPointe, 1985; Darley, Aronson ve Brown, 1983). Dizartri, afazi gibi bir dil bozukluğu değildir; demans gibi bir bilişsel bozukluk da değildir; ya da anormal bir anatomik yapıdan kaynaklanan bir bozukluk değildir. Basit bir anlatımla dizartri, konuşma düzeneğini kontrol eden kas kontrolünde anormallik, koordinasyon bozukluğu, paralizi veya zayıflık sonucu konuşmanın solunum, sesleme, rezonans, sesletim ve prosodik özelliklerinin etkilendiği; dolayısıyla anlaşılabilirlik özelliğinin sınırlandığı bir konuşma üretimi bozukluğudur.

Nedenleri Dizartri bir hastalık değildir. Dizartriye neden olan nöromotor sorunların kaynağı vasküler, travmatik, enfeksiyonel, neoplastik, metabolik v.b olabilir. Merkezi ve çevresel sinir sistemindeki farklı lezyon ve hasarlar farklı dizartri tipleri meydana getirir. Yorkston (1996) dizartriyi, etiyolojisi ve seyri ile tanımlamak gerektiğine dikkat çekmiştir. Bu bağlamda dizartri ilerleyici olmayan, dejeneratif ve kronik dizartri olarak üç temel grup altında toplanır. İlerleyici olmayan dizartrinin etyolojisinde iskemik veya hemorajik strok gibi serebrovasküler olaylar, travmatik beyin hasarları, beyin tümörleri ve serebral palsi yer alır. Dejenaratif dizartrinin etyolojisinde Parkinson bozukluğu, progresif supranükleer palsi, distoni, Huntington's hastalığı, Wilson's hastalığı, ALS, multipl skleroz, miyasteniya gravis, Lou Gerig hastalığı yer alır. Kronik dizartri tanımlaması ise, patofizyolojinin kaynağına göre fonksiyonlarda medikal tedavi ile düzelme şansı olmayan durumlar için yapılan bir gruplamadır.

Patofizyoloji Dizartride, lezyon yerinin bilinmesi, hasarlanmayan konuşma süreçlerinin belirlenerek ileriye yönelik kestirimde bulunulabilmesi amacıyla önem taşır. Konuşmada görev alan çoğu kas grubunun çift taraflı üst motor nöron enervasyonu (örneğin, her iki serebral hemisfer tarafından kontrol edilmeleri gibi) vardır ve çift taraflı beyin hasarı olan hastalar kalıcı ve şiddetli dizartriye tutulurlar. Bu nedenle afazi veya sağ hemisfer hastalarında beyin hasarı tek taraflı olduğundan hafif veya orta şiddette dizartri eşlik edebilir ya da etmeyebilirken; demans ve travmatik beyin hasarlı hastalarda daha şiddetli dizartri görülebilir. Bu nedenle motor kortekste serebrum, serebellum, basal ganglia, beyin sapı ve kranyal sinir tutulumlarını klinik bulgularla ilişkilendirmek yararlı olabilir.

Kas kontrolündeki sorunlar çeşitli biçimlerde gözlenebilir. Bu sorunlar kasların hiç hareket etmemesinden aşırı ya da düzensiz hareket etmelerine kadar bir yelpaze içinde seyredebilir.

Kaslardaki temel sorunları kasın dinlenme ve kasılma halindeki kontraksiyonu ile tanımlanan kas tonusu sorunları ve hareketlerini oluşturur. Bunları şöyle özetleyebiliriz:

- kasların paralizi olması (hiç hareket etmemesi; istemli hareketin sağlanamaması)
- kasların zayıf/güçsüz olması (iyi hareket edememesi),
- kaslarda spastisite olması (aşırı tonlu; gergin; çok fazla kontraksiyon olması),
- kasların flaksid olması (kas gevşekliği, kas tonsunun çok az, adeta pelte olması; kontraksiyonun çok az olması),
- kaslarda koordinasyon bozukluğu olması (ataksi).

Kas hareketlerindeki yetersizlikler de değişik biçimlerde gözlenebilir: kaslar yanlış yönde hareket ederler, az ya da çok güçle hareket ederler, yanlış zamanda ve sırada hareket ederler, kasların hedefe olan hareketlerinin yakınlık ve uzaklıkları farklılaşır, hareketsizleşirler ya da aniden hareket durur; istemsiz hareket ederler (diskinezi). Sonuçta konuşma üretimi sırasında sesletim hareketlerinin gücü, hızı, sırası, süresi, ardışık devamlılığı, tonu ve doğruluğu etkilenir.

Görülme sıklığı İlgili alanyazın bulguları dizartrinin 170/100.000 ortaya çıktığını göstermektedir (Emerson ve Enderby, 1995).

Yaş Dizartri doğuştan veya herhangi bir yaşta ortaya çıkabilir. Başlama zamanı tanıda önemlidir; ani ya da yavaş mı seyrettiğinin bilinmesi dizartri tipi ve seyri hakkında bilgi verir. Alan yazında dizartri terimi, genellikle yetişkinler için beyin hasarlarına bağlı (strok, kafa travması, v.b) olarak ortaya çıkan edinilmiş nörolojik/nörojenik konuşma bozuklukları karşılığında kullanılmaktadır. Doğuştan olan ve/veya çocukluk çağında ortaya çıkan nöromotor konuşma bozuklukları çoğunlukla serebral palsi ile ilişkilendirilmekte ve gelişimsel dizartri olarak tanımlanmaktadır.

DİZARTRİ TİPLERİ

Dizartri alanyazında genel olarak altı alt grupta sınıflanır. Ancak dizartri tipleri sıklıkla birlikte de görülebilmektedir. Bu nedenle sınıflandırmalar karmaşık tipleri de içerecek şekilde ayrıntılılaşmaktadır. Tablo 1'de dizartri tipleri; lezyon yeri, temel nörolojik nedenleri ve etkilenen konuşma özelliklerine göre özetlenmiştir.

	Dizartri türü	Lezyon bölgesi/ yeri	Temel nörolojik etkenler/nedenler	Konuşmanın özellikleri				
				Solunum	**Sesleme**	**Rezonans**	**Sesletim**	**Prosodi**
Piramidal sistem	**Spastik:** Psödobulbar palsi	Üst motor nöron; motor korteks, internal kapsul, corona radiata	Strok, Travma, Tumör Enfeksiyon Konjenital koşullar, toksik metabolik	Vital kapasite azalır; zayıf larengeal valf sisteminden ayırma güçleşir	Tırmalayıcı, gergin, sert ses; düşük perde düzeyi; bazen ırılmalar; sesin yüksekliğinde zaman zaman değişkenlik	Hipenazalite ancak nazal emisyon yoktur	Açık net anlaşılamayan ünsüz üretimi	Azalmış vurgu; bazen aşırı ya da aynı özellikte vurgu; yavaş ranj/hız
	Flaksid: Bulbar palsi	Alt motor nöron; beyinsapı	Bulbar palsi; Tümör Strok; Travma Konjenital koşullar v.b	Kas güçsüzlüğüne bağlı solunum güçlüğü	Tek taraflı: ses paramedyan ses teline bağlı Çift taraflı ses teli: soluklu ses, duyulabilir soluk alma	Hipenazalite ve nazal emisyon	Açık net anlaşılamayan ünsüz üretimi, özellikle dil ucu patlamalı ve sürtünmeli ünsüzler	Prosodik yetersizlik ve monotonluk
	Flaksid: Miyasteni Gravis	Alt motor nöron	Nöromüsküler kavşak	Solunum güçlüğü	İlerleyen solukluluk hissedilir, sesleme şiddeti azalır	Hipenazalite ve nazal emisyon	Açık net anlaşılamayan ünsüz üretimi	Tek perde
	Flaksid	Alt motor nöron; V. sinir		Yok	Yok	Yok	Tek taraflı: yok Çift taraflı: Açık net anlaşılamayan çift dudak, diş-dudak, diş-ardı dil ucu ünsüzleri ve çarpıtılmış ünlüler	Tek taraflı: yok Çift taraflı: azalmış oran
	Flaksid	Alt motor nöron; VII. sinir		Yok	Yok	Yok	Tek taraflı: çift dudak, diş-dudak sürtünmeli ve durak-sürtünmeli ünsüzlerde hafif bozulma Çift taraflı: çift dudak, diş-dudak ünsüzleri üretememe ya da bozulma: ünlü, dil ucu sürtünmeli ve durak-sürtünmelilerde bozulma	Tek taraflı: yok Çift taraflı: azalmış oran
	Flaksid	Alt motor nöron X. faringeal sinir			Tek taraflı: soluksuz kalma, sertlik, diplofoni, azalmış perde ve şiddet düzeyi	Tek taraflı: çok hafif Çift taraflı: şiddetli nazalite, nasal	Çift taraflı: ünsüzlerin üretiminde basınç azalır	

					Çift taraflı: solukluluk, afoni,	kaçak, ünsüzler üzerinde basınç azalır,		
	Flaksid	Alt motor nöron X. üst ve rekürren sinirler			Tek taraflı: soluksuz kalma veya afoni, azalmış perde ve şiddet düzeyi, diplofoni, ünlü uzatabilmede güçlük Çift taraflı: tüm özellikler oldukça bozulur. Sadece rekürren veya üst sinir hasarına göre özelliklerde farklılaşma			
	Flaksid	Alt motor nöron XII. sinir lezyonları				Çift taraflı: dilin fazla arkaya gitmesine dayalı farklılık algılanabilir	Tek taraflı/çift taraflı: dil ucu ünsüzlerinin açık net anlaşılamayan üretimi	Azalmış oran
Serebellum	**Ataksik**	Serebellar sistem;	Strok; Travma Tümör Konjenital koşullar Enfeksiyon Toksik etkenler	Düşük solukla konuşma	Normal olabilir; ses yüksekliğinde aşırı değişkenlik, ani patlamalar; çatlak, tırmalayıcı ses ve tekseslilik/tekdüzelik olabilir		net anlaşılmayan ünsüz üretimi, ünlü üretiminde bozulmalar; düzensiz sesletim, kopukluklar gözlenebilir.	Yavaş fakat hemen her heceye abartılı vurgu , uzatılmış heceler her heceden sonra duraklama
Ekstrapiramidal system	**Hipokinetik** (yetersiz hareket)	basal ganglia	Parkinson Hastalığı İlaca bağlı	Azalmış solunum desteği	Soluksuz kalma, sertlik, tremor/titreme, ses şiddetinde azalma	Bazılarında hipernazalite	Sesletim biçiminde değişiklik	Abartılı oran, palilali (hecelerin zorlamalı tekrarları), tek perde, tek düze ses şiddeti, kısa kesik konuşma
	Hiperkinetik (fazla hareket) Tremor	basal ganglia ve ilişkili kısımlar, putamen, muhtemel serebellar kontrol şebekesi	Myokloni Tourette sendromu Enfeksiyon Ballism Atetoni		Perde ve ses şiddetinde düzenli titreklil, tek perde ve perde kırılmaları	Hipernazalite	Değişken artikülasyon, net anlaşılmayan ünsüz üretimi, ünlü üretiminde bozulmalar;	Uzun aralıklarla kısa söz öbekleri; değişken ranj; monotonluk

			Strok Tümör İlaca bağlı Diskinesi Tremor					
	Hiperkinetik: Distoni ve atetoz			Zayıf solunum desteği	Sesin kalitesi tırmalayıcı, gergin, işitilebilir inspirasyon; tekdüze ses/tekseslilik, Distonide sesin kesildiği de görülebilir.	Hipernazalite	Düzensiz sesletim, net anlaşılmayan ünsüz üretimi, ünlü bozulmaları	Değişken ve azalan vurgu, konuşmada uzun duraklamalar, değişken oran, uygunsuz suskunluk
	Chorea: Sydenham ve Huntington Hastalığı			Ani zorlamalı soluk alma ve verme	Ses yüksekliğinde aşırı değişkenlik, nefes nefese kalma; istemsiz hareketlere bağlı ses duraklamaları;	Hipernazalite	Değişken sesletim, net anlaşılmayan ünsüz üretimi, ünlü bozulmaları	Uzun duraklama kısa öbeklerle konuşma, değişken oran, monotonluk
Piramidal: **ÜMN ve AMN**	**Karmaşık:** **Spastic-** **Flaksid**	Üst ve alt motor nöron	Amiyotropik Lateral Sklerozis; Travma; strok	Zayıf solunum desteği	ÜMN: tek perde, ıslak sesle birlikte sesin kalitesi tırmalayıcı, gergin AMN: solukluluk, tek düze ses şiddeti	Hipernazalite	Net anlaşılmayan ünsüz üretimi	Prosodik yetersizlik, azalan vurgu, sesbirimlerin uzatılarak üretimi, monotonluk
Piramidal **ÜMN ve Cerebellar**	**Spastik-** **Ataksik**	ÜMN ve Cerebellar	Multiple Sklerozis	Zayıf solunum desteği	Bozulmuş ses şideti kontrolu, sert, soluklu ses kalitesi	Bazen hipernazalite	Bozuk yetersiz sesletim	Yetersiz prosodi, azalmış vurgu,bozuk perde kontrolu
	İlerleyici **supranükleer** **palsi**	ÜMN ve Cerebellar			Sertlik	Nazal kaçak	Bozuk yetersiz sesletim	Eşit ve abartılı vurgu, yavaş oran, tek perde
Piramidal ve **extrapiramidal**	**Karmaşık:** **Tek taraflı üst** **motor nöron**	Piramidal ve extrapiramidal			Sert ses		Net anlaşılmayan ünsüz üretimi, düzensiz sesletim hareketleri	Yavaş oranda konuşma

DİZARTRİ DEĞERLENDİRMESİ

Nörojenik kökenli tüm dil ve konuşma bozukluklarında değerlendirme bir ekip işidir. Dil ve konuşma terapistleri/patologları tıbbi tanı değil, konuşma bozukluğu tanısını koyarlar. Dolayısıyla, Parkinson hastalığı, ya da strok gibi tıbbi etiyolojinin tanısını koyamaz ancak doktora tanıda yardımcı olacak dizartri tanısını koyarak gerekli bilgiyi sağlarlar (Clark ve diğ, 2002; Freed, 2000; Wertz ve Rosenbek, 1992).

Değerlendirmenin amaçları Dil ve konuşma terapistleri/patologlarının dizartri tanısını koyma süreci bir dizi değerlendirme işlemi gerektirir. Son yıllarda sıklıkla başvurulan şemsiye bir yaklaşım işlevsel değerlendirmedir. İşlevsel değerlendirme, Dünya Sağlık Örgütü'nün (WHO) bozukluk/özür, yetersizlik ve engel terimleri için öngördüğü tanımlamalardan yararlanılarak kullanılan bir yöntemdir. Buna göre dizartrik hastadaki sorunlar;

Bozukluk/ özür (impairment) yönünden organ düzeyinde, yapının ya da işlevin anormalliği ile tanımlanır. Örneğin, beyin hasarı ile sonuçlanan strok ya da diğer nörolojik bozukluklar dizartriye neden olmaktadır. Bu süreçte, hastanın tıbbi kayıtları incelenir, hasta ve aile görüşmeleri ile öyküsü alınır; algısal, akustik ve fizyolojik gözlemler yapılarak kaslardaki sorunun ne olduğuna bakılır. Hastanın dil, dudak gücü ve hareketi v.b. nasıldır? sorularına yanıt aranır.

Yetersizlik (disability) yönünden, bozukluğun hangi işlevler üzerinde etkisi olduğu ile tanımlanır. Örneğin, hastanın telefon konuşma becerisinde azalma, sözel üretiminde sınırlılık, konuşmasının anlaşılırlığının azalması olarak tanımlanabilir. O halde, bozuk kas dokusunun konuşma üretimini ve iletişimi nasıl etkilediği araştırılır; algısal, akustik ve fizyolojik incelemelerle ayrıntılanır.

Engel (handicap) yönünden ise, yetersizliğin dizartrik bireyin sosyal durumlara, ortamlara katılımını nasıl etkilediği, yaşam kalitesinde ne gibi değişikliklere yol açtığına odaklanılır.

SIKLIKLA SORULAN SORULAR

Hastanın konuşması ile ilgili bir sorun var mıdır? Varsa, nasıl tanımlanır?

Değerlendirmenin ilk amacı hastanın dizartrisi olup olmadığını belirlemektir. İkinci amaç, hastanın belirgin bozukluğunun belirtilmesidir. Bu, dizartriyi, apraksi gibi diğer bozukluklardan ayırmak ya da hangi tip dizartri olduğunu belirlemektir. Hastanın dizartrik olduğu belirlendikten sonra, tipinin belirlenmesi önemli bir yer tutmaktadır. Bu bilgi, uygun prognoz ve girişim için uygun tekniklerin belirlenmesinde çok yardımcı olur.

Etyoloji bilindiğinde dizartri tipini belirlemek mümkün müdür?

Çoğu zaman etyoloji, çeşitli tipteki dizartrilerin nedeni olsa da gerekli değildir. Vasküler hastalıklar, dejeneratif hastalıklar, travmatik beyin hasarı, cerrahi travma gibi örnekler, bir çok dizartri tipine neden olabilir. Buna karşın dizartri türlerine yönelik etyolojiler için bazı ipuçları kolaylaştırıcı olabilir (Duffy,1995). Örneğin, tümörler nadiren hiperkinetik dizartriye neden olur; toksik ve metabolik bozukluklar nadiren flaksid ve tek taraflı üst motor nöron dizartrisine neden olur; demyelinizasyon sonucu olan bozukluklar herhangi bir tipteki dizartriye neden olabilir, hipokinetik dizartri nadir görülür; anatomik malformasyonlar genelde flaksid dizartri ile ilişkilidir; nöromuskular kavşak problemleri, kas hastalıkları ve nöropati flaksid dizartriye neden olur; diğer taraftan, enfeksiyonlar ve enflamatuar durumlar genelde dizartriye neden olmazlar.

Sorun terapi ile düzeltilebilecek durumda mıdır?

Bu soru hangi özelliklerin tedavi edilebileceğini göstermesi açısından önem taşır. Bu amaçla yapılacak bir uyarılabilirlik testi çok işlevseldir. Uyarılabilirlik testi, bozukluktan çok, işlevin bozuk olduğu alanlara odaklanmalıdır. Örneğin, eğer hasta hipernazal ise, damağını daha iyi hareket ettirip ettiremeyeceği önemli değildir; bu durumda önemli olan, hipernazaliteyi telafi edip edemeyeceğidir.

KONUŞMA BİLEŞENLERİNİN DEĞERLENDİRİLMESİ

Dizartride konuşma üretiminin solunum, sesleme, rezonans, sesletim ve prosodik bileşenlerinin ayrıntılı değerlendirilmesi uzun ve karmaşık bir işlemdir. Terapist beş bileşeni değerlendirme sürecinde hastanın yukarı bölümde sözünü ettiğimiz kas kontrolünü, tonunu, gücünü, hareketlerinin hızını, v.b. dinlenme ve hareket halinde iken değerlendirir. Bu süreç oral-motor muayene evresi ile başlar. Dil, dudak, çene, damak, ses telleri v.b tek tek incelenir. Ayrıca dizartriye eşlik edebilecek yutma sorunu, salya akıtma gibi diğer norolojik bulgular da değerlendirilir. Bu incelemelerde genellikle Likert tipi derecelendirilmiş ölçeklerden ve basit aletsel ölçümlerden yararlanılır. Örneğin, dişlerin arasına bir nesne koyup ısırttırılarak, çenenin sabit pozisyonda tutulması, dilin ve dudakların bağımsız durumdaki işlevini test etmek için kullanılmaktadır. Motor fonksiyonlar, ünlü-ünsüz konuşma sesleri, ünlülerin uzatılması, anlamsız seslemler ve diadokokinetik oranlarla test edilir; ancak, bu incelemeler dilbilimsel olarak anlamlı uyaranlarla elde edilecek bilgiden de farklı sonuçlar ortaya koyar. Örneğin, hastanın tutarlı olarak yanlış seslettiği belli sesler, ya da vurgu, ezgi ve tonlamalar ancak sözcük, cümle veya sohbet düzeyinde anlaşılabilir. Diğer bir deyişle, konuşma bileşenlerinin incelenmesinde yalnızca oral-motor fonksiyonların muayenesi yeterli değildir. Bu ayrıntılı değerlendirmeler bu kitabın amacı dışında olmakla birlikte, terapistlere yol gösterici olması açısından konuşma bileşenlerinde ne tür sorunlarla karşılaşılabileceği Tablo 2'de ana hatları ile verilmiştir. Sesletim değerlendirmesi ise izleyen bölümde ele alınmıştır.

Dizartride konuşmanın anlaşılırlığını değerlendirmek için çeşitli yöntemler ve testler kullanılabilir. Genellikle hastanın bir dakikada kullandığı anlaşılır sözcüklerin, bir dakikadaki normal sözcük sayısına bölünmesi ile "iletişim yeterliliği"ni ölçmek de mümkündür. Bu yöntem, bozukluktan çok yetersizliğe yöneliktir. Hastanın okuma ya da taklit etmede tümce ve sözcük anlaşılırlığının da nesnel bir ölçümü elde edilebilir.

İşitsel-algısal değerlendirme

Pek çok araştırmacı dizartrinin değerlendirilmesinde işitsel-algısal değerlendirmenin önemli ve gerekli olduğunu vurgulamıştır. Örneğin, Wertz ve Rosenbek (1985) "dizartriler siz duyana kadar yok demektir" görüşüyle bu yaklaşımın şiddetli savunucularıdır. Dil ve konuşma terapistleri bu alanda eğitimli oldukları için algısal değerlendirme en sık başvurdukları pratik bir yöntemdir. Bu incelemede konuşmanın bileşenleri için önceden hazırlamış oldukları etkinliklerden ses, hece, sözcük, konuşma bölümleri ve sohbet ortamından yararlanırlar.

Aletsel değerlendirmeler, genellikle solunum, sesleme ve ses tellerinin yapı ve işlevlerini değerlendirmeye yarayan videostroboskopik, endoskopik v.b gözlemlerdir. Ayrıca, konuşma üretiminde algısal değerlendirmeleri destekleyici olarak bilgisayarlı akustik-ses analiz sistemleri, nazometre v.b ölçme aletlerinden de yararlanılabilmektedir. Ancak, çoğu klinisyen bu tarz gereçlere kolay ulaşamamaktadır. Kullanılabilecek en kolay gereçler ışık, abeslang (dil basacağı), küçük bir ayna, an ölçer ve iyi bir dijital ses kayıt cihazıdır.

DİZARTRİ TERAPİSİNDE TEMEL İLKELER

Dizartri terapisi ayrıntılı ve etkili bir değerlendirme sonucu ile bağlaşık yürür. Değerlendirme sonuçları hastanın terapiden yarar sağlayıp sağlayamayacağı, nasıl bir terapi yapılması gerektiği, hangi işlevler ya da bileşenler üzerinde durulması gerektiği ve terapide önceliklerin ne olması gerektiğine ilişkin bilgi sağlar.

Tablo 2. Konuşma bileşenlerinde ne tür sorunlarla karşılaşılabilir?

	NE YANLIŞ OLABİLİR?	NE DUYULABİLİR?
	Solunum kaslarının zayıflığı	Ses şiddetinde azalma, tek düze yükseklik, kısa söz öbekleri
Solunum Değerlendirilmesi	Anormal ton	Ses şiddetinde azalma, tek düze yükseklik, şiddet kontrolünde zorluk
	Solunum kaslarında koordinasyon güçlüğü	Konuşma sırasında ani zorunlu soluk alma/verme ve az hava ile konuşma
	Laringeal kas zayıflığı	Nefeslilik, kaba ses, tek düze perde düzeyi, ses şiddetinde azalma, kısa söz öbekleri, işitilebilir soluk alma
Sesleme Değerlendirilmesi	Laringeal kasların tonunun azalması	Nefeslilik, kaba ses, monotonluk, ses şiddetinde azalma, düşük perde düzeyi
	Laringeal kasların tonunda artış	Gergin, boğuk disfoni; sertlik, yüksek/düşük perde düzeyi, tek düze yükseklik, perde kırılmaları
	Laringeal hareketlerde koordinasyon güçlüğü	Uygunsuz perde değişiklikleri, tutarsız kaba ses, ötümleme hataları, tremor, aşırı şiddet değişiklikleri, işitilebilir soluk verme
Rezonans Değerlendirmesi	Velofaringeal düzenekte zayıflık	Hipernazalite veya nazal kaçak
	Artmış ton	Hipernazalite
	Sesletim hareketlerinin gücünde azalma (zayıflık)	Güçsüz, net anlaşılmayan ünsüz üretimi
	Sesletim hareketlerinde koordinasyon güçlüğü/zayıflığı	Düzensiz sesletim hataları, ünlülerin bozulması, çarpıtılması
Sesletim Değerlendirmesi	Eklem hareketlerinin hızında, azalma, yavaşlama	Güçsüz, net anlaşılmayan ünsüz üretimi, ünlülerin bozulması, çarpıtılması
	Artmış ton	Güçsüz, net anlaşılmayan, hatalı ünsüz üretimi
	Kestirilemeyen sesletim hareketleri	Düzensiz sesletim hataları, bozulmuş ünlüler
	Laringeal kaslarının tonunun artması veya azalması; azalmış hareket aralığı; kestirilemeyen hareketler	Azalmış vurgu, abartılı ve düz vurgu
	Dil ve dudak kaslarında koordinasyon güçlüğü, gücünde ve hareket aralığında azalma	Yavaş oranda sesletim
	Solunum kaslarında zayıflık, solunum kaslarında anormal ton, larinks de azalmış ton	Monotonluk ve prozodik yetersizlik
	Azalmış solunum desteği; Kestirilemeyen hareketler	Uzatılmış perde aralıkları
Prosodi Değerlendirmesi	Laringeal kasların koordinasyonsuzluğu, artikulatörlerin azalmış koordinasyonu, azalmış ton	Uzamış fonemler
	Azalmış solunum desteği	Artmış oran
	Artmış ton	Zayıf entonasyon
	Koordinasyonu sağlamada azalma	Zayıf perde kontrolü
	Laringeal açma/kapanmada güçsüzlük, azalmış solumun desteği	Kısa söz öbekleri

Genel olarak dizartri terapileri çok fazla yapılandırılmış ve tekrarlayıcıdır. Ancak, biz terapiye yaklaşımın iletişimi alma, çözümleme, üretme işlemlerini bireyin yaşam faaliyetlerine aktif katılımını gerektiren bir süreç olarak ele alırız. Amaç, hastanın dil kullanımını, konuşmasının anlaşılırlığını, hızını, süresini, doğallığını, ezgisini ve prosodik özelliklerini yapabildiği en üst düzeye getirerek yaşam boyu iletişim aktivitelerine katılımını sağlamaktır. Bu bağlamda dizartri terapilerini planlarken dikkate alınması gereken kararlar ve uyulması gereken belirli ilkeler vardır. Bunlardan ilki işlevsel sınırlılığın ve yaşanan yetersizlik düzeyinin şiddetine yöneliktir. Bu aşamada aşağıdaki noktalar göz önüne alınmalıdır (Swigert,1997).

1. Hastanın o anki tıbbi durumu (hasta dengeli, tutarlı, uyanık mı? yönergeleri anlayabilecek mi v.b?)
2. Hastalığın seyri: ilerleyen, ilerlemeyen (akut, kronik); gelişimsel, edinsel gibi.
3. Hastanın diğer tıbbi tanıları (afazi, apraksi, demans v.b)
4. Dizartrinin şiddeti; hafif mi, şiddetli mi?
5. Alternatif-destekleyici iletişim-konuşma sistemi gerekliliği
6. Tıbbi müdahele önerilerinin gerekliliği [cerrahi prosedür gerekli mi (velofarengeal flep, triplasti, vb)?; palatal apereler gerekli mi (palatal liftler, obtüratörler, Passy-Muir konuşma valfı v.b)?]

İkincisi ise, belirli terapi yaklaşımlarının seçimi ve etkililiği ile ilgilidir. Dil ve konuşma terapisi mesleği üzerinde giderek artan baskı terapilerin etkililiğini belgeleme ve kanıtlamadır. Dizartri terapilerinin etkili olduğunu gösteren çalışmalar da giderek artmaktadır (Roth ve Worthington, 2005; Freed, 2000; Yorkston ve diğ, 1999). Bu nedenle biz, her hastanın kendine özgü bireyselleştirilmiş bir terapi planının yapılması ve uygulanması gerektiğini savunuruz.

TERAPİ HEDEFLERİ

Yukarıda sözü edilen işlevsel değerlendirme çerçevesi göz önünde bulundurularak terapi hedefleri ve bireysel amaçlar aşağıdaki gibi planlanmalıdır.

I. Kolaylaştırıcı Teknikler: Bunlar hasarın etkilerini azaltmak ya da temel fizyolojik fonksiyonları geliştirmek için düzenlenmiş etkinliklerdir. Genel olarak kas gücünü artırma, hareket ranjı ve sıklığını arttırma, konuşma için gerekli olan kas tonusunu arttırma/azaltma üzerine çalışılır.

- Solunum geliştirme (örn. soluk alıp verme ile ilgili itme-çekme egzersizleri)
- Gırtlak fonksiyonunu geliştirme (örn: sert glotal atak egzersizleri)
- Rezonansı geliştirme (örn. üfleme egzersizleri)
- Sesletim (artikülasyonu) geliştirme (örn. lingual ve labial kuvvetlendirme egzersizleri)

- Motor-konuşma egzersizleri
  - Postür geliştirme
  - Oro-fasiyal uyarma (vibratör destekli, pasif ya da aktif ranj egzersizleri):
    - Aktif Ranj → Sensorimotor uyarma
    - Pasif Ranj → Nöromusküler uyarma

2. Telafi Edici Teknikler: Bunlar bireyin sağlam kalan fonksiyonlarının kullanımına destek sağlamak için kullanılır. Bu teknikler yetersizliği azaltır ve belirli hareketlerin işlevini arttırır.

- Solunum geliştirme (örn. daha kısa soluma fasılaları kullanma; nefes ayarlama, nefes egzersizleri)
- Sesleme geliştirme-gırtlak fonksiyonunu geliştirme (örn. yoğun, şiddetli ve yüksek düzey efor çalışmaları)
- Rezonansı geliştirme (örn. abartılı ağız açma)
- Sesletim geliştirme (örn. abartılı ünsüz üretimi, artikülatörlerin pozisyonlama hareketlerini öğretme)
- Prosodi (örn. konuşma hızını düşürme)

Hızlı ve kontrolsüz konuşanlarda metronom kullanılır. Konuşma hızını azaltmada, sesin şiddetini arttırmada, geciktirilmiş işitsel dönüt yönteminden yararlanılabilir. İleride değineceğimiz gibi, ünsüz üretimini abartmak netliğini ve yavaş konuşmayı destekler. Uygun pozisyonlama konuşmanın anlaşılırlığı açısından önemlidir. Hareket ranjını artırmak için egzersizler ve koordinasyonu artırıcı egzersizler yapılabilir. Bunlar dil ve konuşma terapistlerinin sıklıkla başvurdukları yöntemlerdir.

3. Çevresel düzenleme: Yetersizlikten kaynaklanan toplumsal engelleri azaltmak için yapılan düzenlemelerdir. Amacımız sadece kasları çalıştırmak, işlevlerini geliştirmek ya da anlaşılırlığı arttırmak değil, bireyin günlük yaşama katılımını etkin kılmaktır. Bu yüzden hastanın ailesini ve hayatındaki önemli kişileri terapi sürecine katmamız gerekir. Dizartrik hasta yönünden, aile ve yakın çevre iletişime katılanlar ve onu dinleyenler kişilerdir. Dolayısıyla, dinleyicilerinde tutumlarında değişiklik yaratmak söz konusudur. Diğer taraftan, eğer dizartrik birey alternatif veya destekleyici iletişim sistemlerinden yararlanıyorsa bu sistemlerin nasıl kullanıldığı, çalıştığı, taşınabilirliği v.b gibi pek çok konuda aile danışmanlığı verilmesi gereklidir. Diğer taraftan, çevresel düzenleme, etkin terapilerin etkin yürütülmesi sürecinde ortamın düzenlenmesini de içerir. Örneğin, duyarlığı olan bireyler için gürültü seviyesini en aza indirme, ortamın iyi aydınlatılması, etkileşimde konuşma mesafesini kişisel sınırları ihlal etmemek kaydı ile ayarlama, bilgi alışverişinde 'kim, ne, nerede, ne zaman, ne yapmakta' gibi soruları kullanma ve ses kuvvetini arttırıcı mikrofon desteği kullanma bunlardan en temel olanlarıdır.

Terapiyi en iyi şekilde yönetmek için dikkat edilmesi gereken noktalar

1. İsteklilik ve olumlu tutum oluşturma (direncin kırılması)

2. *Fizyolojik destek:* Konuşma için gereken fizyolojik desteğin sağlanması (postür, ton ve güç) gerekir. Örneğin, patalojik reflekslerin etkisini en aza indirmek için uygun postürü sağlamak önemlidir; ya da normal olmayan bir ses tonuyla konuşan hastadaki fizyolojik problemin hangi kastan kaynaklandığını bulup ona yönelik terapi planlamak gibi.

3. *Anlaşılırlık:* genellikle birden çok fizyolojik süreç etkilenmiştir. Anlaşılırlığın en kısa sürede daha iyi olması için neler yapılabileceği araştırılır.

4. *Uyarılabilirlik:* Değerlendirmelerde hangi semptomların değişime daha uygun oldukları belirlenmelidir. Hiç değişmeyebilecek bir semptomla çalışmak hastanın motivasyonunu düşürebilir.

5. Hiyerarşik süreçlere dikkat etme

6. Çeşitli yapılandırılmış davranışsal terapi, aletsel terapi ve biyofeedback teknikleri kullanma

Alternatif ve destekleyici iletişim sistemleri (ADİS) ne zaman gerekir?

1. İlerleyici olmayan ve akut dizartrilerde, ADİS, hasta tekrar anlaşılır bir konuşmayla iletişim kurana kadar kullanılabilir.

2. Kronik ilerleyici olmayan dizartrik bireylerde ADİSin uzun zamanlı kullanımı gerekebilir.

3. ADİS dejeneratif bozukluklarda konuşmayı destekleme amaçlı başlayıp sonrasında iletişim için tek yol olarak kullanılabilir.

Dizartrik bireylerin terapisinde uygulanacak tüm terapi yaklaşım ve tekniklerini anlatmak bu kitabın amacı dışındadır. Bu kitapta yer almasını düşündüğümüz etkinlikler afazi, apraksi ve dizartride ortak gözlenip, konuşmanın anlaşılma boyutunda en etkili olan sesletim terapilerine yöneliktir.

AYIRICI TANI

Tablo 3. Afazi, sözel apraksi ve dizartride ayırt edici özellikler

AFAZİ	SÖZEL APRAKSİ	DİZARTRİ
Nörojenik dil sorunu	Nörojenik konuşma sorunu	Nöröjenik konuşma sorunu
Deneme-yanılma, gruplama hareketleri belirgin değildir	Deneme-yanılma, gruplama hareketleri belirgindir	Konuşma sorunu kas zayıflığına bağlıdır
Sesletim hataları az değişken ve tutarlıdır	Sesletim hataları çok değişken ve az tutarlıdır	Tutarlı sesletim hataları vardır
İşitsel anlama hasarı olabilir	İşitsel anlama hasarı genelde yoktur	Konuşmanın anlaşılırlığı cümle uzunluğundan etkilenmez
Baskın olmayan prosodi sorunları olabilir; rezonans, soluma, sesleme oldukça normaldir.	Konuşmayı başlatma, seçme ve dizinleme, ses değiştirme ve anormal prosodi sorunları gözlenir	Konuşma üretimine bağlı olarak gelişen solunum sorunu gözlenebilir
Sözceleri başlatma zorluğu belirgin değildir	Sözceleri başlatma zorluğu çok belirgindir	Sesleme sorunları belirgindir
İşlev sözcüklerin eksiltilmesi olağandır	İşlev sözcüklerin eksiltilmesi belirgin değildir	Belirgin rezonans sorunları vardır
Sözcük bulma güçlükleri gözlenir	Sözcük bulma güçlükleri yoktur; yine de sesletim denemeleri bu tür hata türünü hatırlatır	Baskın prosodi sorunları vardır
Sözel ya da limb (uzuv) apraksi baskın değildir	Sözel ya da limb apraksi ya da her ikisi oldukça baskın olabilir	Ses niteliğinde çok belirgin bozulma vardır
Stres /gerginlik çok belirgin değildir		Stres / gerginlik çok belirgindir

BÖLÜM 2

YETİŞKİN APRAKSİ VE DİZARTRİSİ'NDE ARTİKÜLASYON/SESLETİM DEĞERLENDİRME ve TERAPİ YAKLAŞIMLARI

SESLETİM

Sesletim, konuşma seslerini üretebilme yeterliğidir; konuşma düzeneğinde yer alan yapıların düzenli ve eşgüdümlü hareketleri sonucunda gerçekleşir. Konuşma sesleri değişik dillerde ünlü ve ünsüzler gibi parçalanabilir (segmental) ögelerle; vurgu, ezgi, ton v.b parçalanamayan bürünsel (prosodik) öğelerle tanımladığımız anlam aktarma görevi üstlenirler. Diğer bir deyişle, parçalanan ve parçalanamayan öğeler birlikte sözel yapıları oluştururlar. Konuşma bileşenleri (solunum, sesleme, rezonans, sesletim, prosodi) arasındaki uyumsuzluk hem parçalanan hem de parçalanamayan öğeleri etkiler. Bunların içinde ayırt edilmesi en güç olan prosodidir.

Dil ve Konuşma Bozuklukları terapistinin/pataloğunun, hastasında gözlediği sesletim yetersizliğinin diğer fizyolojik sistemlerdeki yetersizliklerle ilişkili olabileceğinin farkında olması gereklidir. Sesletim sorunları genellikle, ünsüzlerin açık ve anlaşılır olmaması, ünlülerin bozuk kalitede üretilmesi ve düzensiz sesletim hareketleri ile göze çarpar. Bu durum prosodik özellikleri de etkiler. Dolayısıyla, sesletim değerlendirmeleri sadece sözel olmayan ağız-yüz hareketleri ve konuşma seslerinin izole sesletimi ile değil, sözcük, cümle metin bağlamında ve sohbet içinde yapılmalıdır. Hastanın konuşma seslerinin envanterini çıkarmada algılanan/duyulan sesletim yeterliliğine ilişkin ölçümler yeğlenmelidir. Bunun için derecelendirilmiş "sesçil anlaşılırlık ya da sesbirim ayırt etme kontrol listeleri" yararlı olabilir. Sesletim sorunu hastanın anlaşılırlık boyutunu etkileyen en önemli yetersizliklerden biridir. Genel olarak, bu tür vakaların ağız yüz hareketlerinden başlayarak anlaşılırlılığın değerlendirilmesinde aşağıda önerilen aşamaların izlenmesi yararlı olacaktır.

YETİŞKİN APRAKSİ VE DİSARTRİSİ'NDE SESLETİM DEĞERLENDİRMESİ

Sözel olmayan sesletim hareketlerini değerlendirme

Dil ve konuşma terapistleri vakanın ağız yüz hareketlerini değerlendirme ile başlarlar.

1. Hastadan önce dudaklarını büzmesini ve daha sonra gülümsemesini isteyin ve herhangi bir asimetri durumunu not alın. Asimetriyi gözlemenin kolay bir yolu burnun bittiği yer ile dudak köşeleri arasındaki kıvrımın dudakların bir köşesinde kabarıklık şeklinde belirmesidir.

Karşı tepki Hastadan gülümsemesini isterken, dudaklarını büzme durumunda tutmasını, veya dudaklarını büzme durumunda tutarken gülümsemeye çalışmasını isteyin.

2. Hastadan dudaklarını birleştirerek öpücük sesi çıkarmasını isteyin. Üretilen sesin netliğini not alın.

3. Hastadan yanaklarını hava ile şişirerek, havayı içerde tutmasını ve dudaklarından sızdırmamasını isteyin.

Karşı tepki Hastanın hava ile doldurduğu yanaklarına bastırarak, havanın dışarı sızıp sızmadığını not alın.

4. Hastadan dilini mümkün olduğunca dışarı çıkarmasını isteyin. Dilin tam orta pozisyonda olup olmadığını not alın. Eğer dilde tek taraflı zayıflık varsa, dil zayıf tarafa doğru yönelme hareketi gösterecektir, çünkü dilin kuvvetli kısmı itme hareketini gerçekleştirirken, zayıf taraf bunu yapamayacaktır.

Karşı tepki Siz hastanın dilini dil köküne doğru ittirirken, kendisinden dışarı doğru itmesini isteyin. Dil kasının gücünü not alın.

5. Hastadan ağzını açmasını ve dil ucunu üst diş ve alt dişe doğru değdirmeye çalışırken, ağzını açık tutmayı sürdürmesini isteyin. Eğer hasta bu hareketi yaparken çenesinden destek alıyorsa, dilde bir zayıflık olması olasıdır. Çeneyi elinizle tutarak sabitlemeyi veya bir ısırma tahtası kullanarak bunu önlemeyi deneyebilirsiniz.
6. Hastadan dil ucunu dudak kenarlarına doğru götürmesini isteyin. Eğer tek taraflı zayıflık varsa, hasta dil ucunu zayıf tarafın köşesine doğru götüremeyecektir. Parmağınızı yanağın bir yerine koyarak, hastadan ağız içinden parmağın yerini bularak dilini oraya getirmesini isteyin. Hastanın dilini yanağın her iki tarafında ne kadar gerilere taşıyabildiğini not alın.

Karşı tepki Hastadan parmağınızın bulunduğu yere dil ucunu kuvvetle ittirmesini isteyin. Hastanın dilini ne kadar kuvvetle ittirebildiğini not alın.

7. Hastadan dil şaklatma hareketini (dilin üst diş arkasına veya dilin damağa üst üste şaklatılması ile çıkarılan ses) yapmasını isteyin. Hastanın başarılı olamaması dil ve dil kökünün zayıflığını belirtecektir.
8. Hastadan kuvvetle /k/ sesi çıkarmasını isteyin. Sesin üretilememesi dilin arka kısmındaki güçsüzlüğü belirtecektir.

Karşı tepki Hastanın dilini bir abeslang ile aşağı doğru bastırarak /k/ sesini üretmesini isteyin.

İşlevsel sesletim ve konuşmanın anlaşılırlığının değerlendirilmesi

Dudak ve dil ile yapılan sözel olmayan bu hareketlerin konuşmaya doğrudan katkısı tartışmalıdır. Bu yüzden, dil ve dudağın konuşma sırasında değerlendirilmesi sesletim değerlendirmesi yoluyla gerçekleşir. İşlevsel sesletim değerlendirmesine aşağıda önerilen sesletim etkinlikleri ile başlanır.

9. Hastadan /pa pa pa/ hecelerini mümkün olduğu kadar çok ve hızlı söylemesini isteyin. Bu seslemeler konuşmaya alternatif hareketlerin oranını ortaya çıkarır. Oral mekanizmanın bu tür hızlı ve uyumlu etkinlikte nasıl çalıştığını not alın. Etkinliği /ta ta ta/ ve /ka ka ka / hece tekrarları ile devam ettirin.
10. 'Dizinsel hareket oranını' belirlemek için /pa – ta - ka/ hecelerini karışık olarak tekrar ettirin; /ka – ta - pa/ /ta – pa - ka/ /pa – ka - ta/ gibi...
11. Hastanın sözcük, sözcük öbekleri, cümleler ve paragrafları okumasını veya tekrar etmesini isteyin. Bunun için standart sesletim testlerinden (Topbaş, 2005-2006; Ege ve ark., 2004) yararlanabilirsiniz. Ayrıca bu kitabın 3. bölümünde tüm ünlü ve ünsüzlerle hazırlanan sözcük ve cümle listeleri sizlere sunulmuştur. Okuma etkinliği için kullanılacak kafiyeli sözcükler ve cümle okumalar da kitap içindeki etkinlikler arasındadır.
12. Hastanın işlevsel sesletim kullanımını serbest konuşma sırasında izleyip not alın ve önceden hazırladığınız derecelendirme ölçeğine işleyin. Bu konuşma sırasında yönlendirici sorular kullanmanız da önerilir.

Tüm bu değerlendirmeler sonunda hastanın sesletim becerileri hakkında yargıya ulaşmak için bazı soruların yanıtlarını belirlemiş olmanız gerekir:

- Hastanın tutarlı olarak sesletemediği sesler hangileridir?
- Hastanın alternatif hareket veya dizinsel hareket gerçekleştirme oranları yavaş mıdır?
- Hastanın alternatif hareket veya dizinsel hareket gerçekleştirme oranlarındaki ritim düzensiz midir?
- Hastanın bozulmuş sesletimi anlaşılırlığını ne dereceye kadar etkilemektedir?

YETİŞKİN APRAKSİ VE DİSARTRİSİ'NDE UYGULANACAK SESLETİM TERAPİSİ TEKNİKLERİ

Sesletim terapisi konusunda da her biri programlı bir uygulama gerektiren değişik yaklaşım ve yöntemler bulunmaktadır. Bu kitapta, uygulamada en çok eksikliği hissedilen ve dil ve konuşma terapistlerine kolaylıkla yol gösterici olabilecek teknikler üzerinde durulmuştur.

Ses Üretimini Uyarma

Apraksili veya dizartrili bireye fonemlerin üretilmesini doğru olarak öğretmek gereklidir. Kullanılacak teknikler çoğu dil ve konuşma terapisti için yabancı değildir.

Genellikle, dizartrili hastanın terapi hedeflerini belirlerken, bir dil ve konuşma terapisti ses ve hecelerin üretilmesinde bozuk sesletime odaklaşır. Diğer süreçler içinde, konuşmanın anlaşılırlığını en fazla etkileyenin sesletim olduğu kabul edilmektedir. Sesletim terapisinde klasik yöntemler 3 yaklaşımı esas alır (Rosenbek ve La Pointe, 1985):

- *Entegral uyarı (integral stimulation):* "Beni seyret, beni dinle ve yaptığımı taklit / tekrar et" yaklaşımı
- *Fonetik yerleştirme:* Doğru sesletimi öğrenmede hastaya yardımcı olacak her modeli kullanma. Bu tür terapi; dil ve dudak hareketlerini gösteren resimleri, sesletim jest ve mimiklerinin (hareketlerinin) betimlemeleri, sesin üretilebilmesi için hastanın uygun artikulatörlerinin fiziksel olarak harekete sokulmasına yardımcı olmak gibi yaklaşımları içerir.
- *Fonetik derivasyon:* Bu tür terapi, hastanın doğru olarak üretebildiği bir konuşma sesinden yola çıkarak, o sesi üretemediği bir başka sesin üretilmesi için kullanmayı içerir; örneğin, üretilen /t/ sesinden yola çıkarak /s/ sesinin üretilmesine geçiş yapmayı öğretme gibi.

Diğer Yardımcı Teknikler

1. Hastanın sesi üretmesine yardımcı olmak için fonetik bağlamı kullanma. Hedef sesin önüne veya arkasına gelebilecek sesler, o sesin üretilmesine yardımcı olabilir.
2. Hastanın doğru üretimi yanlış üretimle karşılaştırabileceği alıştırmaları kullanma; çoklukla kullanılan karşılaştırmalar aşağıda belirtildiği gibidir.
    - ötümlü – ötümsüz: hastaya ötümlü ünsüzlerin üretilmesi esnasında gırtlaktaki titreşmeyi hissettirin. Hastadan ötümlü bir sesin öncesindeki ünlüyü uzatmasını isteyin.
    - Hastanın yanlış sesletimlerini, sesletim yeri ve biçimi açısından açıklayarak, anlamasına yardımcı olun.
    - İki ünlü arasındaki ünsüzün düşmesi ile oluşacak farklılığı hastaya hissettirin (bere yerine bee gibi..).
    - Örneğin, patlamalılarla sürtünmelilerin farkını hissettirin (bar/var, par/far gibi)
3. Hastanın bazı sesletim hatalarını niye yaptığını analiz edin. Örneğin, hastanız /p/ sesini /f/ gibi üretiyorsa, olasılıkla dudak kapama ve zamanında açma güçsüzlüğü vardır. Bir uzman olarak siz dudak hareketlerinin güçlenmesine yardımcı olabilirsiniz. Aksine, /f/ sesinin üretilmesi /p/ sesine yaklaşıyorsa, kas hareketinin doğruluğu ve zamanlamasında bir sorun olabilir; bu durumda, konuşma oranını yavaşlatmak bir çözüm olabilir.
4. Terapi sırasında seslerin hep aynı yerde (hece başı, hece sonu gibi) çalışılmasından ziyade farklı yer ve farklı heceler içinde çalışılması uygundur.
5. Doğru ve yanlış üretimleri karşılaştırmak için anlamsız heceler kullanılabilir; ama anlamlı uyaranların kullanımı tercih edilmelidir.

6. Özellikle dizartrili hastalar doğru sesin üretilmesi için telafi hareketleri geliştirirler. Eğer bu hareketler hastayı doğru sese yaklaştırıyorsa, bir süreliğine bu hareketin kullanılmasına izin verilebilir. Örneğin, hasta dil ucunu kaldırmada çeneden (mandibular) destek alıyorsa, buna göz yumulabilir.
7. Doğru sese yaklaşan ses üretiminin kabul edilebileceğini hastanıza hissettirin.

Telafi Teknikleri

Anlaşılırlık Alıştırmaları

1. Hastaya bir dizi sözcük, sözcük öbeği ve cümlenin olduğu bir liste hazırlayarak, size göstermeden birini okumasını isteyin ve anlaşılırlığına göre puanlayın.
2. Eğer hastanızın okuma yazması yoksa, yazılı malzeme yerine görsel malzeme (resimli kart gibi) kullanın
3. Anlaşılırlık alıştırmalarına öncelikle tek fonem ile anlam değiştiren sözcüklerle (tek ayrımlı sözcük çiftleri: çam/cam gibi) başlayın.
4. Sadece ortadaki ünlü sesi değişen, baş ve son seslerinin aynı olduğu sözcüklerle başlama diğer bir öneri olabilir (örn. kel /kil /kıl /kal /kol /kul /kül gibi).
5. Sadece ilk ünsüzün değiştiği, orta ünlü ve son ünsüzün aynı kaldığı sözcükler de terapi tercihleri arasındadır (örn. bal / dal / sal /kal / fal gibi).
6. Bu tür alıştırmalar hastaya sesin nasıl üretildiğine dair fazla açıklama gerektirmez. Kabul edilebilir bir ses yaklaşımı için hastanın telafi tekniklerini kullanması beklenir.
7. Hastayla aranızdaki iletişim koptuğunda, hastayı bazı yöntemleri kullanması konusunda eğitin; örneğin, terapist söylenen sözcüğü anlamayarak söylendiği şekliyle tekrar ettiğinde, hasta üretimini değiştirmeye karar verirse mesaj alınmıştır. Gerekirse, hastaya alfabe listesinden uygun sesi göstererek de yardımcı olabilirsiniz.

Abartılı Sesletim Tekniği (Over Articulation)

Dizartriye bağlı oldukça ciddi anlaşılırlık sorunu olan hastalarda kullanılan bir telafi tekniğidir. Hastanızdan, odanın karşı tarafından birine bir şey anlatmak istediğinde yaptığı gibi, dudak hareketlerini oldukça abartmasını, böylelikle karşı tarafın mesajı dudaklarınızdan okumasını isteyin. Bu tür bir hareket konuşma hareketinin, dolayısıyla abartılı sesletimin oldukça yavaşlamasını gerektirir. Hastanıza bir ayna önünde dudak ve dilinizi abartılı kullanarak konuşma hareketi için model olun. Bu tekniği sadece sözcükler için değil, cümleler için de kullanabilirsiniz.

Bir sonraki bölümde hastanızın yanlış ürettiği seslere ilişkin sözcük, sözcük öbeği ve cümle listeleri bulacaksınız. Hedef sesler, listeler içinde üretilme yerleri ve biçimlerine göre farklı şekillerde hazırlanmıştır. Listelerdeki sözcükleri *entegral uyarı, fonetik yerleştirme ve/veya fonetik derivasyon* yaklaşımlarında kullabilirsiniz ve puanlamalarınızı yapabilirsiniz. Sözcük listeleri,

BÖLÜM 3

AFAZİ, APRAKSİ VE DİZARTRİ'DE YETİŞKİNLERE YÖNELİK SESLETİM ALIŞTIRMALARI

SESLETİM ALIŞTIRMALARI

Bu bölümü oluşturan alıştırmalar 4 etkinlik şeklinde düzenlenmiştir:

1. Sözcük dağarcığı ve kavramların resimler yoluyla iletildiği sayfalar çalışılan sese ilişkin olarak çeşitli kategorilerden seçilmiş sözcüklere odaklanmıştır. Bu bölümden, çıkarsama yoluyla komut alma, adlandırma, tekrarlama yoluyla çeşitli dil etkinlikleri yaratabilirsiniz.
2. İkinci kısımda, sesletime yönelik hazırlanmış listeler vakalarınıza hece başı-sözcük başı, sözcük ortası ve sözcük sonu olarak hazırlanmış sözcükleri sunmaktadır. Seçilmiş sesleri içeren bu listeleri çeşitli terapi seanslarında ele aldığınız farklı konumlarda öğreterek terapinin gidişatını gözleyebilirsiniz.
3. Üçüncü kısımdaki tablo listeler, sözcükten sözcük öbeklerine geçerken size yardımcı olacaktır.
4. Dördüncü kısımdaki cümle listeleri ise çalışılan sese ait sözcükleri anlamlı bir dizinde hazırlayarak sesletim terapilerinizi belli bir düzende yürütmeniz için sunulmuştur.

Resimli alıştırmalar

Elinizde tuttuğunuz bu kitap sesletim terapilerinde ve alıcı ve ifade edici dil becerilerinin çalışılması sırasında kullanılmak üzere ilgili sesin resimleriyle donatılmıştır. Küçük çocuklarla sesletim, sözcük dağarcığı, biçimbilgisi ve cümle yapısı çalışırken, dil ve sesletim terapisine gereksinim duyan ciddi iletişim bozuklukları olan yetişkinlerle de soruna yönelik alıştırmalar yaparken resimlerden faydalanabileceksiniz (Bkz. Ekler).

Resimli bölümleri kullanmada dil ve konuşma terapistlerine bazı öneriler getirilebilir:

Hastalarınız sizin göstermesini istediğiniz resmi işaretleyebilir,

-Hangisi ile evin kapısını açarız?.

-Bana anahtarı gösterirmisin?

Resim üzerine sorulan soruları yanıtlayabilir,

-Anahtarla ne yaparız?

Sizin gösterdiğiniz resmi adlandırabilir,

-Bu nedir? Bana bunun adını söylermisin?

Resmi tanımlayabilir; özellikleri, çağrıştırdıkları veya işlevleri hakkında konuşabilir,

Resme ilişkin terapistin kuracağı cümleyi sözel olarak veya yazıyla tamamlayabilir,

Resme ilişkin cümle ya da da soru üretebilir,

Yardımlı veya yardımsız, resme ilişkin öykü yaratabilirler.

Sözcük listeleri

Bu bölümdeki her bir etkinlik grubunun alıştırmaları kendi içinde bir zorluk düzeyinde gelişmektedir. Hastanızın becerileri geliştikçe, tutarlı ve yavaş bir şekilde zorluk derecesi artan etkinliklere geçiş yapabilirsiniz. Başlangıç olarak hece düzeyinde, daha sonraları ise tek sözcük düzeyinde alıştırmalar yeterli olabilir. Bu alıştırmalarla hasta ünsüz-ünlü bileşimlerinin tekrarından ünsüz-ünlü-ünsüz tekrarlarlamalarına doğru ilerleyebilir. Amaçlı ve istemli başlayan bu tekrarlar daha istemsiz, daha otomatik örüntüler yaratabilir. Eğer bu düzeyde beklenmeyen hatalar artmaya başlarsa, hızı azaltarak bir önceki düzeye dönmek faydalı olacaktır.

Diğerleri içinde en gözlenebilir olmaları ve kinestetik özellikleri dolayısıyla, terapilerinize çift dudak seslerinden başlayabilirsiniz. Diğer fonemik gruplar, seslerin çıkarılış yerleri ve çıkarılma biçimlerine göre sırasıyla takip edebilir (Tablo 4). Her bir fonem grubu veya her bir fonem için ayıracağınız zaman / süre vakanızın nörojenik hasar şiddetine bağlıdır. Yine de, her fonem için en az bir seans ayırmaya ve bir diğerine geçmeden çalıştığınız fonemin sesletiminde %70-80 başarı sağlamış olmaya gayret edin.

Sözcük öbeği ve cümle listeleri

Orta ya da ciddi /şiddetli hasarı olan vakalarda her bir ses için tek heceli sözcüklerden başlayarak basit cümle tekrarlama alıştırmalarına kadar hedef belirleyin. Şiddet düzeyi düştükçe, çok heceli sözcüklerle ve daha zor cümlelerle devam edebilirsiniz. Terapi sırasında görsel ve işitsel modelleri kullanabilirsiniz. Öncelikle, fonemin ilişkili artikülatörlerle nasıl üretildiğini açıklayıp göstererek vakanın fonemi taklit etmesini sağlayın. Birey başarısız olursa, sözcüğün üretiminde modelliğinizi yineleyin. Vakanız fonemi doğru olarak ürettiğinde sesin nasıl çıkarılacağına dair kinestetik örüntüyü de öğrenmiş olacaktır. Hastaya sizi çok iyi gözleyerek dinlemesini önerin. İlave görsel ipucuna gereksinim duyan vakanıza dudak hareketlerinizle ipucu sağlayabilirsiniz.

Cümleleri verdiğinizde ise, öncelikle, hastaya tüm cümleyi okuyarak model olabilirsiniz. En az % 80 başarıyla sizi taklit edebilen vakayı cümleyi okumaya cesaretlendirin. Eğer verilen uyaran yanlış üretilirse, hastayı durdurun ve sizin sesletiminize odaklanmasına yönlendirin. Kendilerine sesletim sırasında çok az enerji harcamaları ve gevşek bir vücut pozisyonu takınmaları konusunda yardımcı olun.

Daha az şiddet düzeyindeki vakalara her bir seansta bir fonemi veya fonem grubunu uygulattırabilirsiniz. Hedef modelin açık ve net sesletimi, perseverasyonun etkilerini azaltacaktır. Sözcük ve cümle tekrarları çok geçmeden sıkıcı olabilir; Uyaranlar konusunda esnek ve yaratıcı olmaya özenin. Formattan sıkılan vakaya etkinlik değiştirme konusunda model olun. Değişiklikler şu düzende yapılabilir:

a) 10 tek heceli sözcük tekrarı ile başlayın, devamında 10 iki heceli ve 5 çok heceli sözcükle devam edin.

b) Başarıyla sesletilmiş iki tek heceli sözcüğü veya bir tek heceli sözcük ile bir çift heceli sözcüğü yan yana getirerek tekrarlatın.

c) Tek heceli sözcüklerle başlayarak, basit cümlelere ilerleyin; daha sonra, çok heceli sözcük ve cümlelere geçin.

Vakanız başarısız olduğunda etkinliğe devam etmede ısrarcı olmayın; kısa bir ara vererek bir süre sonra yine başlatın.

ÖRNEK TERAPİLER

Örnek Terapi 1: *Hasta ünsüzleri izole kullanıldıkları bağlamlarda tutarlı olarak üretir*

Bu amacı gerçekleştireceğiniz terapinizde hedef ünsüzü seçerken göz önünde bulunduracağınız bilgiler, henüz Türk vakalarda sınanmamakla birlikte, literatüre göre şöyle sıralanabilir (Strode, 1993):

Gözlenebilir sesler: m, b, p, f, v, n, t, d, l, ç, j, s, z
Az gözlenebilir sesler: r, h, k, g
Anlaşılırlığı en hızlı sağlayan sesler: t, d, n

Seslerin üretiminde kolaydan zora doğru takip edebileceğiniz ses dizisi sınıfları: çift dudak sesleri (p-b), dudak–diş sesleri (f-v), yumuşak damak sesleri (velars), dışarda sürtünmeli sesler (stridents), durak sürtünmeli sesler (affricatives), ve ünsüz öbekleri'dir (clusters).

Motor konuşma bozukluğu şüphesi taşıyan hastalarda ötümlü veya ötümsüz seslerin hangisinin kolay bir başlangıç önerdiğine karar verilememiştir. Bu, hastanız için sizin vermeniz gereken kararlardan biridir.

Örnek Terapi 2: *Hasta ünsüz ve ünlüleri hece oluşturacak şekilde birleştirerek üretir.*

Bu tür bir amaç hastanızı tek heceli, çok heceli ve çok sözcüklü üretimlere hazırlar. Hece üretimlerine başlamadan pek çok ünsüzü farklı sesletim yerlerinde deneyerek hastanızı çalıştırmış olmalı ve %90 başarı ile bu kısma geçmiş olmalısınız. Bu amaç altında heceler şu sıra ile çalıştırılabilir:

- Ünsüz–ünlü ve ünlü-ünsüz kombinasyonları kullanarak tekli heceler oluşturma
  ma, me, mi, mı, mo, mö, mu, mü gibi
  at, as,an, aş, ay, aç, ak, al, ar, ad gibi

- Aynı ünsüz-ünlü kombinasyonlarını heceler dizinine taşıma
  mat, mes, mey, maç, mal gibi..
- Her bir hecede ünsüzün sabit kaldığı, ünlünün değiştiği hece dizinleri çalışma
  at, et, it, ot, öt, ut gibi...
- Değişen ünsüzler kullanarak hece dizinleri oluşturma
  al-ak, el-ek, ol-ok gibi...
  as-aş, es-eş, is-iş gibi...
- Hem ünlü hem ünsüzün heceden heceye değiştiği heceler dizini oluşturma
  an, en, in, on, un, ün gibi
  kal, kel, kil, kıl, kol, kul, kül gibi..
  bal, çal, dal, fal, hal, kal, lal, mal, nal, sal, şal gibi...
  bel, del, sel, ben, sen, ban, san, kan, çan, fan gibi..
  Boy- boya; bel-bela; bir-bira; bin-bina; dil-dilsiz;bil-bilya; bal-balkon gibi...

Diğer alıştırmalar

Yetişkinlerde, afazi, apraksi ve dizartriye bağlı olarak gelişen sesletim yetersizliğini hedefleyen tüm terapi amaçlarını gerçekleştirebilmek için bu kitapta desenlenen diğer alıştırmaları kullanabilirsiniz.

Örneğin, taklit ve tekrar düzeyini takip eden aşamada, okuması korunmuş afazili hastalara ve diğer apraksili / dizartrili hastalara model olarak veya olmaksızın okuma alıştırmalarına başlayabilirsiniz. Eğer hastanız okurken hatalar yapmaya başlarsa, hemen doğru üretime model olmalısınız. Beynin yanlış üretimleri en az, doğru üretimleri en fazla duyması terapinin etkililiği için çok önemlidir.

Etkinlikler sürecinde esnek ve yaratıcı olun. Her bir terapi seansını birden çok alıştırma ile sürdürmek etkin terapiler için önerilir. Örneğin, bir terapi boyunca, kafiyeli sözcükler, cümle okuma alıştırmaları, benzer sözcük çiftleri, ve spontan konuşma alıştırmaları sırasıyla yapılabilir. Zaman zaman etkinlikleriniz oyun şeklinde oyunlar ise, gelişebilir. Öğrenme amaçlı oyun beyin için çok etkilidir. Özellikle sözcük oyunları mantık, bellek, ve sorun çözme yetilerini eğlenceli bir şekilde geliştirebilir. Bulmaca türü sözcük dağarcığını arttırdığı kadar, görsel-uzamsal ve görsel-algısal becerileri de geliştirir. Tablo 4, Türkçe'de sesletim biçimi, yeri ve titreşim özelliklerine göre ünsüzleri göstermektedir. Sesletim yeri ve biçimi gözetilerek yapılan bu tablo bu bölümde ele alınan ses üretim terapilerinin sırasını belirlemiştir.

Tablo 4. Türkçe'de sesletim biçimi, yeri ve titreşim özelliklerine göre ünsüzler

Sesletim Biçimi	Sesletim Yeri	Ötümlü	Ötümsüz
Patlamalı Durak	Çift dudak	b	p
	Diş yuvası	d	t
	Yumuşak damak	g	k
Genizsi	Çift dudak	m	
	Diş- dişyuvası	n	
Sürtünmeli	Diş-dudak	v	f
	Diş yuvası	z	s
	Diş ardı- ön damak	j	ş
	Gırtlak		h
Durak- sürtünmeli	Diş ardı-ön damak	c	ç
Tek vuruşlu	Diş yuvası	r	
Akıcı	(yan) diş yuvası	l	
Daralmalı	Damak	y	

ÇİFT DUDAK PATLAMALI - DURAK SESLERİ

/ b – p /

Hedef: /b/ sesinin sözcük başı, ortası ve sonunda değerlendirilmesi

/b/ TEK HECE			/b/ HBSB			/b/ HBSİ			/b/ HSSİ		
	Değerlendirme	Top		Değerlendirme	Top		Değerlendirme	Top		Değerlendirme	Top
Başta			baba			aba			duble		
bal			baca			ebe			ebru		
bar			bacak			oba			fabrika		
bas			badana			araba			gübre		
baş			bahar			çaba			ibre		
bel			bahçe			çabuk			ibrik		
ben			bakıcı			çorba			kablo		
beş			bakkal			elbise			kibrit		
bez			baklava			futbol					
bin			balık			göbek					
bir			balkon			haber					
bit			balon			kaba					
biz			balta			kabak					
bol			banka			kabuk					
böl			bardak			kaburga					
bul			barış			kabus					
but			basit			kebap					
buz			baston			kibar					
			başkan			kobay					
			batı			kurabiye					
			bavul			kulübe					
			battaniye			kurbağa					
			bayan			kuşbaşı					
			bayat			makbuz					
			bayrak			nöbet					
			bayram			obur					
			bebek			sabır					
			bedava			sabit					
			bekar			sabun					
			bekçi			sabah					
			belge			soba					
			benek			subay					
			benzin			şebek					
			berber			şube					
			bere			tabak					
			bereket			tabela					
			beşik			terbiye					
			beton			tombala					
			beyaz			tombul					
			bezelye			torba					
			bıçak			tulumba					
			bıyık			veba					
			biber			zabıta					
			bilek			zımba					
			bilet			zorba					

Hedef: /p/ sesinin sözcük başı, ortası ve sonunda değerlendirilmesi

/p/ TEK HECE			/p/ HBSB			/p/HBSİ			/p/ HSSS		
	Değerlendirme	Top		Değerlendirme	Top		Değerlendirme	Top		Değerlendirme	Top
Başta			pabuç			çapa			arap		
pak			pahalı			çarpı			çorap		
pas			paket			depo			dolap		
pil			palto			ıspanak			hesap		
pis			palyaço			ipek			kalıp		
pist			pamuk			ipotek			kasap		
plaj			panayır			japon			kayıp		
plak			pantolon			kapak			kebap		
plan			papağan			kapı			kitap		
post			papatya			karpuz			kutup		
poz			papyon			kepek			mahçup		
priz			para			kırpık			mektup		
pul			paraşüt			köpek			miyop		
put			parça			köpük			otostop		
püf			parke			rapor			rakip		
			parmak			sehpa			sebep		
Sonda			parti			sopa			sincap		
alp			paslı			süpürge			şarap		
çöp			pasta			şampiyon			şurup		
hap			paspas			tepe			takip		
hep			paşa			topal					
ip			patates			topuk					
kap			paten			yapı					
kep			patlıcan			**/p/ HSSİ**					
kip			peçete			apse					
kalp			pehlivan			çıplak					
kamp			pembe			deprem					
kap			penaltı			diploma					
klüp			pencere			dipsiz					
öp			pense			iplik					
sap			perde			ipucu					
sarp			peri			kaplan					
serp			perişan			kaplıca					
sırp			peruk			kapsül					
top			petek			kaptan					
tep			peynir			kelepçe					
turp			pınar			kepçe					
			pırasa			kopya					
			pide			aptal					
			pijama			köprü					
			piknik			şapka					
			pilav			tepki					
			piliç			tepsi					
			pilot			toplu					
			pirinç			toplum					

Ballı badem	Bol bilezik	Berberler birliği	Balkonlu bahçe	Buzlu bardak
Bayat but	Beton bilek	Bebek bakıcısı	Biçimli bıyık	Bodur bacak
Bitli bakıcının boyu	Bağrı yanık bağcı	Bay bayan beraber	Beş biçimli biber	Beşi biryerde
Bağrı yanık bülbül	Bilen bilmeyen burada	Kaba saba ebe	Abuk sabuk buluş	Bol bol bal ye

Paslı paten	Paytak piliç	Pembe pijama	Parasız papaz	Patlak paket
Perişan pehlivan	Pilli penguen	Paşanın piyazı	Pinti pilot	Pahalı pabuç
Kayıp mektup	Dipsiz köprü	Rakip klüp	Hesap kitap	Arap sincap
Miyop rakip	Mahçup kasap	Çıplak köpek	Panayır palyaço su	Pansiyon paspası

B CÜMLELERİ

1. Buralarda bacaları boyarlar.
2. Benim beklentimi bilen bilir.
3. Başımdaki bereyi bozkırda buldum.
4. Bozkırdaki boz ayı başına buyruk bağırıyor.
5. Benim beğendiğim beyefendi bankacıymış.
6. Bakışları bale bölümündeki balerindeydi.
7. Bizim binanın betonunu bilirkişi beğenmedi.
8. Baskında bankadan banknotları boşalttılar.
9. Babaannem bakır boncukları bana bağışladı.
10. Beli bükülmüş babaannem bastonunu bahçede buldu.

P CÜMLELERİ

1. Papağanlar paparayı yedi.
2. Patatesi paketle ve poşete koy.
3. Parfüm panosu patronlardan tepki aldı.
4. Posta arabasının lastiği patinaj yaparken patlamış.
5. Polisler hırsızı takip edip, yakalayıp, kelepçelediler.
6. Pazardan pırasa, portakal, ıspanak ve peynir aldım.
7. Pelin'le Pınar piyangodan çıkan parayı paylaşamadılar.
8. Çöpçü çöpleri toplamadan apartman kapısını kapadı.
9. Perdeler paslı pencere pervazlarına sıkışıp kalmış.
10. Perşembe günü pazarlıkla aldığımız pembe dolaplar geldi.

SÜRTÜNMELİ
DUDAK – DİŞ
SESLERİ
/f – v /

Hedef: /f/ sesinin sözcük başı, ortası ve sonunda değerlendirilmesi

/f/ TEK HECE			/f/ HBSB			/f/ HBSİ			/f/ HSSS		
	Değerlendirme	Top		Değerlendirme	Top		Değerlendirme	Top		Değerlendirme	Top
Başta			fabrika			aferin			filozof		
fal			faiz			kafa			fotoğraf		
far			fakir			telefon			lokomotif		
fay			falaka			efe			telgraf		
fen			falcı			afacan			etraf		
fes			fanus			afiş			hafif		
fil			faraş			büfe			paragraf		
film			fare			sefa			insaf		
fiş			farklı			sefer			şeffaf		
fok			fasıl			sayfa			şeref		
fon			fasulye			sefil			yulaf		
form			fatura			sıfır					
			fayda			sifon					
Sonda			fayton			sofa					
af			fazla			tayfun					
gaf			feda			kafes					
harf			fener			kalfa					
kaf			ferah			karanfil					
küf			ferman			kıyafet					
laf			fermuar			konfor					
lenf			final			hafıza					
örf			fincan			mikrofon					
raf			firma			lüfer					
saf			fistan			nefes					
zarf			fişek			cefa					
zift			fitil			defa					
			fizik			define					
			fobi			ifade					
			folklor			istifa					
			forma								
			forum			**/f/HSSİ**					
			fosfor			köfte					
			fosil			sofra					
			fotoğraf			taraftar					
			fuar			teneffüs					
			futbol			naftalin					
			füze			nefret					
						coğrafya					
						çiftçi					
						defne					
						defter					
						eflatun					
						efsane					

Hedef: /v/ sesinin sözcük başı, ortası ve sonunda değerlendirilmesi

/v/ TEK HECE			/v/ HBSB			/v/HSSİ			/v/ HSSS		
	Değerlendirme	Top		Değerlendirme	Top		Değerlendirme	Top		Değerlendirme	Top
Başta			vaka			avcı			alev		
var			vade			avlu			görev		
ver			vadi			savcı			pilav		
vur			vali			savruk			havhav		
vinç			vagon			sevda			miyav		
			valiz			sevgi			civciv		
Sonda			vampir			sivri					
av			vasat			tavla					
ev			vasıta			tavşan					
öv			vasiyet			tövbe					
kon			vatan			kavga					
kov			vazelin			kavşak					
dev			vaziyet			kıvrak					
döv			vazife			kıvrım					
lav			vazo			mevki					
zevk			veda			mevlit					
			vefa			mevzu					
			vekil			övgü					
			veli			çavdar					
			vergi			çevre					
			verim			davranış					
			vezir			devlet					
			vezne			evcil					
			virüs								
			vize			**/v/HBSİ**					
			vizite			avize					
			vücut			avuç					
						avukat					
						servet					
						servis					
						yavaş					
						tava					
						tavan					
						tavuk					
						telve					
						tuvalet					
						kahve					
						kavun					
						kereviz					
						kova					
						kovan					
						küvet					
						geveze					
						deve					
						çivi					

Fındık fabrikası	Feryat figan	Fosforlu fener	Fahiş fatura	Festival finali
Fiyatlı defter	Hafif fes	Faydalı fasulye	Fırıldak afacan	Farklı defile
Faytonlu efendi	Fındık fare	Faizler fırladı	Fabrika faaliyette	Fizyolojik yulaf
Büfe afişi	Sıfır hafıza	Kıyafet firması	Fakir fukara	Karanfil nefes

Vatandaş veli	Vefalı vekil	Valinin vasiyeti	Vezir vekili	Vilayet kavşağı
Kahve telvesi	Sıvı civa	Sivil davetli	Vurgulu klavye	Kova vücut
Bir avuç servet	Evcil tavşan	Devletin avukatı	Savcının vazifesi	Dev avize
Pilavlı tavuk tavada	Tavla zevki	Geveze davulcu	Kavşakta yavaşla !	Kereviz sevmem

Copyright © 2007 İMST

F CÜMLELERİ

1. File file fidan aldı.
2. Fındık fare fır döndü.
3. Fellik fellik fener aradı.
4. Farklı farklı esnaf var.
5. Filiz fileyi fişle doldurdu.
6. Fincan fincan fındık yedi.
7. Fakir fabrikatör feryat figan ağladı.
8. Falcı kahve falında fil ve fare gördü.
9. Afişte Füsun ve Efe'nin fotoğrafı fosforluydu.
10. Dedektif film ve fotoğrafları rafa kaldırdı.

V CÜMLELERİ

1. Meyveler bol vitaminlidir.
2. Tavşanlar havuç sever.
3. Evin su vanaları bozuk.
4. Davetlilere meyve verildi.
5. Vedat'ın valizinden vazo çıktı.
6. Vedat Vahdet'e vakitsiz vurdu.
7. Dövülen vali döveni dava etti.
8. Yeni evliler evlerinde davet verdiler.
9. Vali valizini vilayetten alıp Van'a gitti.
10. Güven veren vali görevine devam ediyor.

DİŞ YUVASIL GENİZ SESLERİ

/m – n/

Hedef: /m/ sesinin sözcük başı, ortası ve sonunda değerlendirilmesi

/m/ TEK HECE			/m/ HBSB			/m/ HBSİ			/m/ HSSS		
	Değerlendirme	Top		Değerlendirme	Top		Değerlendirme	Top		Değerlendirme	Top
Başta			macun			armut			adam		
maç			makas			demet			adım		
mal			manav			ekmek			albüm		
mat			manda			elma			atom		
meç			mandal			gemi			badem		
mil			mangal			gümüş			bayram		
mis			mantar			kömür			bodrum		
mum			manto			kümes			cisim		
muz			marul			limon			dilim		
			masa			pamuk			düğüm		
			maske			parmak			hakem		
			maşa			saman			hamam		
Sonda			mavi						hortum		
cem			mayo			**/m/ HSSİ**			ikram		
çam			mektup			ampul			kalem		
çim			mendil			bamya			lokum		
dam			mercek			bomba			resim		
dem			mısır			cambaz			salam		
cam			midye			gömlek			seçim		
gam			mide			hamsi			susam		
ham			minder			kamyon			takvim		
kim			misket			lamba			toplam		
nam			motor			tombul			tasma		
nem			mutfak			zambak			üzüm		
sim			müdür			zımba			zalim		
şam						zümrüt					
tam											
tüm											
yem											
zam											

Hedef: /n/ sesinin sözcük başı, ortası ve sonunda değerlendirilmesi

/n/ TEK HECE			/n/ HBSB			/n/HBSİ			/n/ HSSS		
	Değerlendirme	Top		Değerlendirme	Top		Değerlendirme	Top		Değerlendirme	Top
Başta			nadas			abone			alın		
nal			namaz			ana			altın		
nar			namus			bornoz			anten		
naz			nane			boyun			aslan		
nem			nasıl			boynuz			ayran		
net			nasır			çene			balkon		
ney			naylon			çınar			balon		
not			nazlı			dana			baston		
nur			neden			döner			beyin		
nil			neşter			iğne			burun		
net			niçin			inek			cüzdan		
Sonda			nine						dümen		
ben			nisan			**/n/ HSSİ**			dürbün		
can			nişan			banka			fayton		
cin			nohut			banyo			fırın		
don			nokta			çanta			gelin		
fön			normal			çengel			gerdan		
gün			nota			dansöz			jeton		
han			nöbet			dantel			kamyon		
şan			nutuk			denge			kaplan		
şen			nüfus			engel			kaptan		
zan			nazar			fincan			keman		
çan						gündüz			koyun		
						hançer			limon		
						hendek			sabun		
						hindi					
						incir					

Maskeli misafir	Makarnalı mantı	Millet meclisi	Mama mendili	Mesir macunu
Merzifon maçı	Merasim müziği	Masa mumu	Minik mıknatıs	Mavi mont
Demli ıhlamur	Müdür mührü	Mimar Sinan'ın minaresi	Misafir matarası	Manken mayosu
Mor makara	Maymun maskesi	Marmara maçının morali	Mangal maşası	Mağlup matador

Nazarlıklı nevresim	Normal nüfus	Nişan nutuğu	Nikah nedeni	Neşeli Nermin
Nane limon	Nişastalı nohut	Nöbetçi notu	Nağmeli notalar	Naylon balon
Neden nasıl niçin	Niğde'nin nüfusu	Numaralı koyunlar	Normal nakliye	Doktorun neşteri
Nöbetçi nin numarası	Nargile dumanı	Nazik ile Nazlı'nın nişanı	Nisan'da nar olur mu?	Narin Nalan'a ne oldu?

M CÜMLELERİ

1. Mankenin mayosu masmavi.
2. Mardin'in mantısı meşhur mudur?
3. Melek mırıl mırıl masal okudu.
4. Murat'ın mor motoru mükemmel.
5. Manisa'nın mesir macunu meşhurdur.
6. Mustafa mutlaka misafirlerle maçtadır.
7. Manisa'daki mağara maceralı bir mekandı.
8. Melek, minik masasında mantarı midesine indirdi.
9. Melike masadaki mantar ile makarnalı meze yaptı.
10. Meraklı Melahat' in müşterisinin makası muhtardaymış.

N CÜMLELERİ

1. Nergisin niyeti nedir?
2. Notaların neresi noksan?
3. Nevşehir'in nüfusu normal.
4. Nadide nargile içince neşelendi.
5. Nedim nefes nefese namaz kıldı.
6. Nöbetçinin numarası nedir?
7. Nilüfer'in nişanı neredeymiş?
8. Neriman'la Numan nişanlandılar.
9. Nazarlıklı nevresimin numarası neydi?
10. Negatif netice Nermin' in nabzını yükselti.

DİŞ YUVASIL PATLAMALI - DURAK SESLERİ

/ t – d /

Hedef: /t/ sesinin sözcük başı, ortası ve sonunda değerlendirilmesi

/t/ TEK HECE			/t/ HBSB			/t/HSSİ			/t/ HSSS		
	Değerlendirme	Top		Değerlendirme	Top		Değerlendirme	Top		Değerlendirme	Top
Başta			tabak			bitki			alet		
taç			tablo			cetvel			anıt		
tak			tahta			çiftçi			atlet		
tam			takla			çiftlik			bilet		
tas			taksi			futbol			bisiklet		
tat			takvim			ketçap			ceket		
tay			tarak			metre			cennet		
tef			tarih			metro			cömert		
tek			tarla			mutfak			çatı		
tel			tartı			mutlu			damat		
ten			taşıt			papatya			demet		
ter			tatlı			patlıcan			dikkat		
tığ			tava			satranç			etiket		
tik			tavla			sütlaç			hareket		
tiz			tavşan			uçurtma			hayalet		
tok			tavuk			vitrin			inat		
ton			tekme			yetmiş			işaret		
top			tekne						jilet		
toy			telefon						kağıt		
toz			tembel			**/t HBSİ**			kibrit		
tur			tenis			altı			millet		
tuş			tepe			altın			nohut		
tuz			tepsi			artı			özet		
tül			terlik			batı			palet		
tüy			terzi			çatal			raket		
Sonda			tırnak			çatı			saat		
at			tilki			çete			sepet		
bit			toka			doktor			simit		
bot			topaç			etek			söğüt		
but			trafik			fıstık			sünnet		
çat			turşu			gitar			şerbet		
çit			tüfek			kitap			şubat		
dut			türkü			koltuk			ümit		
et			tütün			köfte			yiğit		
git						mektup			yoğurt		
jet						otel			ziyafet		
kat						örtü			ziyaret		
ot											
öt											
pat											
set											
süt											
şut											
yat											
yut											

Hedef: /d/ sesinin sözcük başı, ortası ve sonunda değerlendirilmesi

/d/ TEK HECE	Değerlendirme	Top	/d/ HBSB	Değerlendirme	Top	/d/HBSİ	Değerlendirme	Top	/d/ HSSİ	Değerlendirme	Top
Başta			dadı			adam			adres		
dağ			dana			aday			bodrum		
dal			dahi			adım			cadde		
dam			dayı			adi			ciddi		
dar			dakik			badem			fidye		
def			dalga			bando			gaddar		
dem			damak			beden			idman		
denk			damar			belde			kadro		
dert			damga			bidon			madde		
dev			damat			bodur			pudra		
dil			damla			bordo			radyo		
din			dantel			cadı			adliye		
dinç			darbe			cüzdan			iddia		
dip			dargın			çadır			stadyum		
diş			davet			çardak					
diz			davul			çavdar			**/d/ HSSS**		
dost			dazlak			dadı			ad		
dört			dede			dede			tad		
dram			defter			düdük					
dua			değnek			ender					
dul			deha			feda					
duş			dekor			fidan					
dut			deli			fide					
düş			delik			gıda					
düz			demir			gövde					
			deney			hardal					
			denge			hedef					
			deniz			kadı					
			depo			kedi					
			dere			keder					
			dergi			kordon					
			deri			kundak					
			derin			maden					
			desen			mandal					
			deste			mide					
			devam			moda					
			deve			odak					
			devlet			odun					
			devre			ordu					
			deyim			ödev					
			diken			ödül					
			dikey			ödün					
			dikiş			perde					
			dişçi			pide					
						radar					

Tıkış tepiş	Titiz terzi	Taşlı tarla	Tuzlu tavuk	Tekme tokat
Tenis takımı	Tıkanmış trafik	Tutucu taraftar	Tepeleme tabak tavuk	Tam takır
Tembel teneke	Tehlikeli turnuva	Tadımlık tatlı	Temiz tırnak	Damat ceketi
İşarete dikkat et	Altı sepet simit	Tolga'nın tuhaf tüfeği	Bir paket kibrit	Yetmiş mutlu çift

Davul değneği	Düğün dernek	Deli divane	Dengeli dağılım	Dergi dağıtımı
Dalgın dedektif	Düzenli defter	Derin deniz	Dağınık dikkat	Dikkatsiz doktor
Disiplinli dağcı	Düzenli diplomat	Dört dörtlük dergi	Dilim dilim domates	Delik deşik döşeme
Demir direk	Didem'in düdüğü	Düzenli depo	Durgun denize dalış	Doğal domates

T CÜMLELERİ

1. Tek taşlı tarak tak!
2. Tren tıklım tıklımdı.
3. Tamtamlar tak tak ediyordu.
4. Tahta tepsi tıka basa doluydu.
5. Titiz terzinin topal tekiri tokgözlü.
6. Trafik tıkanınca damat ceketi yetişmedi.
7. Toprak tarla taştan tortu ile kaplanmıştı.
8. Tavşanlarla tavuklar tozlu tarlada kaldı.
9. Tepsi tepsi tepeleme tavuğu tıka basa yedi.
10. Tekerler tıngır mıngır dönüyordu tozlu tepelerde.

D CÜMLELERİ

1. Dağcı dağda doğar.
2. Didem düdüğü duydu.
3. Doktorun dikkati dağıldı.
4. Derginin devamı dağıtıldı.
5. Deha durgun denize daldı.
6. Dün depoyu düzenlediler.
7. Duygunun defteri düzenlidir.
8. Deli danayı dahi doktor durdurdu.
9. Dans ederken dünya dönüyordu.
10. Doku değişimi doktorlara duyuruldu.

DİŞ YUVASIL
SÜRTÜNMELİ
SESLER

/s – z/

Hedef: /s/ sesinin sözcük başı, ortası ve sonunda değerlendirilmesi

/s/ TEK HECE	Değerlendirme	Top	/s/ HBSB	Değerlendirme	Top	/s/HBSİ	Değerlendirme	Top	/s/ HSSS	Değerlendirme	Top
Başta			sabah			garson			adres		
saç			sabun			insan			elmas		
saf			sağır			kasap			fayans		
sağ			sağlam			masa			hassas		
sal			sağlık			masal			hapis		
sap			sakal			mısır			heves		
sat			sakat			tepsi			herkes		
say			sakız			timsah			humus		
saz			salam			yosun			husus		
seç			salça			elbise			kalas		
sel			salkım						kuskus		
sen			sandal			**/s/ HSSİ**			lades		
set			sandık			asfalt			lodos		
sev			saray			asker			miras		
sık			sarhoş			askı			nefes		
sır			sarı			aslan			nefis		
sim			savaş			asma			nergis		
sol			sayfa			astar			otobüs		
son			sayı			baskül			paydos		
sor			sebze			baston			piyes		
soy			sekiz			dosya			polis		
söz			sepet			esnaf			prens		
su			serçe			fıstık			şahıs		
suç			sıcak			hasret			tenis		
süt			sınav			hasta			varis		
sür			sınıf			ıslık			vites		
			sıpa			kasket			ağustos		
			sincap			keskin			domates		
			sinek			meslek			patates		
			siyah			misket			teneffüs		
			soğan			musluk			piyes		
			sokak			paspas			polis		
			sopa			pasta			prens		
			sucuk			posta			şahıs		
			surat			püskül					
			sünger			ressam					
			sünnet			uslu					
			sütlaç			yastık					
			solucan								

Hedef: /z/ sesinin sözcük başı, ortası ve sonunda değerlendirilmesi

/z/ TEK HECE			/z/ HBSB			/z/HSSİ			/z/ HSSS		
	Değerlendirme	Top		Değerlendirme	Top		Değerlendirme	Top		Değerlendirme	Top
Başta			zafer			cezve			ağız		
zam			zamir			cüzdan			arsız		
zan			zarar			çizgi			ayaz		
zar			zayıf			çizme			aziz		
zat			zebra			dazlak			balyoz		
zıt			zehir			düzgün			beşiz		
zil			zeka			ezber			cımbız		
zor			zeki			gözlük			cingöz		
			zengin			kızgın			çapraz		
Sonda			zeplin			özgür			çerez		
biz			zeybek			sezgi			çeyiz		
boz			zeytin			süzgeç			deniz		
buz			zıbın			üzgün			dilsiz		
büz			zımba			vezne			dokuz		
caz			zıpır						enkaz		
çiz			zıpkın						gazoz		
çöz			zincir			**/z/ HBSİ**			gürbüz		
diz			zorlu			beze			hırsız		
düz			zurna			boza			horoz		
gaz			zürafa			bozuk			karpuz		
giz						buzul			kiraz		
göz						ceza			melez		
güz						çözüm			merkez		
haz						dizi			otuz		
hız						emzik			öküz		
kaz						erzak			palaz		
kız						feza			pervaz		
koz						füze			piyaz		
köz						gazi			pürüz		
laz						gezi			sakız		
muz						hazır			takoz		
naz						huzur			temiz		
poz						kuzu			ucuz		
saz						kuzey			uyuz		
siz						kuzen			valiz		
söz						meze			yüzsüz		
süz						müze					
tez						müzik					
toz						ozan					
tuz						özet					
yaz						pazı					
yüz						sızı					
						tazı					
						taze					
						terzi					

Soğan sepeti	Sağır sultan	Sigara salonu	Sallanan sandalye	Susamlı simit
Soğuksu sokağı	Sakar sarhoş satıcı	Sekiz sıcak salep	Sebzeli sosisli salata	Sıkıcı sorular
Sessiz sakin sokak	Sararmış saksı sardunyası	Siyah sakallı Süleyman	Yeni sağılmış satılık süt	Sabah sabah sucukla salam
Süngerle sofrayı sildim	Sınıftaki sıra sayısı sekiz	Sabrın sonu selamettir	Sündüz süte su katmış	Sağım solum sobe

Zehirli zakkum	Zımbalı zıbın	Zengin züppe	Zambak zamanı	Zavallı zabıta
Dilsiz hırsız	Merkez vezne	Zeki beşizler	Zehir zemberek	Güz rüzgarı
Dokuz bozuk gazoz	Özgür kız havuzda	Zalim zaman	Melez zenci	Zeytin gözlü güzel
Yaz geldi, kiraz geldi	Beyaz bez bebek	Zehir zıkkım olsun	Zil zurna sarhoş	Zor zahmet bitirdi

S CÜMLELERİ

1. Sağdığı sütü sattı.
2. Sigara salonu solda.
3. Sıkıcı sorular sorma!
4. Sofrayı süngerle sildim.
5. Susamlı simit severim.
6. Sabrın sonu selamettir.
7. Subayın sırtını sıvazladı.
8. Silahlı savaşçılar saldırdı.
9. Saksıdaki sardunya sarardı.
10. Soğuksu sokağında saklanıyor.

Z CÜMLELERİ

1. Zafer zilzurna sarhoş.
2. Zehirli zakkum zehirledi.
3. Zalim zenci zorlu zafer kazandı.
4. Zengin zeytinci zeybek oynadı.
5. Zeki kız dokuz cezayı bozdu.
6. Gaziler tuz erzaklarını hazırladılar.
7. Ezan uzaktan zar zor duyuldu.
8. Kuzu ve buzağı tuzağa düştüler.
9. Arsız hırsız bir kazan ceviz çaldı.
10. Pazardan kiraz, karpuz ve zeytin aldı.

DİŞ ARDI/ ÖN DAMAK SÜRTÜNMELİ SESLER

/ş – j/

Hedef: /ş/ sesinin sözcük başı, ortası ve sonunda değerlendirilmesi

/ş/ TEK HECE	Değerlendirme	Top	/ş/ HBSB	Değerlendirme	Top	/ş/ HSSİ	Değerlendirme	Top	/ş/ HSSS	Değerlendirme	Top
şah			şafak			aşçı			alkış		
şal			şahin			beşgen			altmış		
şaf			şair			boşluk			ateş		
şen			şaka			dişçi			barış		
şık			şalter			düşman			çıkış		
şiş			şalvar			eşya			dikiş		
şok			şamdan			işçi			gümüş		
şut			şapka			kaşkol			güneş		
			şarap			keşkül			güreş		
sonda			şarkı			kışla			kamış		
aş			şaşı						kuruş		
baş			şaşkın			**/ş/ HBSİ**			nakış		
beş			şato			başak			savaş		
boş			şeffaf			beşik			tıraş		
dış			şehir			döşek			yarış		
diş			şeker			ekşi			yemiş		
duş			şelale			eşek					
düş			şempanze			kaşar					
eş			şemsiye			kaşık					
fiş			şenlik			kişi					
hoş			şırınga			köşe					
iş			şiddetli			maşa					
kaş			şimşek			meşe					
kış			şirin			neşe					
koş			şişe			turşu					
loş			şişman			uşak					
muş			şofben			yaşam					
taş			şoför			yeşil					
yaş			şömine								
			şövalye								
			şubat								
			şurup								

Hedef: /j/ sesinin sözcük başı, ortası ve sonunda değerlendirilmesi

/j/ TEK HECE			/j/ HBSB			/j/HBSİ			/j/ HSSS		
	Değerlendirme	Top		Değerlendirme	Top		Değerlendirme	Top		Değerlendirme	Top
Başta			Jale			ajanda			bagaj		
jant			japon			abajur			bandaj		
jel			jarse			anjiyo			baraj		
jest			jeton			burjuva			dublaj		
jet			jiklet			deterjan			garaj		
			jile			dijital			imaj		
			jilet			enerji			kolaj		
Sonda			jokey			enjektör			makyaj		
ruj			jöle			hidrojen			masaj		
şarj			judo			kontenjan			plaj		
			jüpon			majeste			sondaj		
			jüri			menejer			staj		
			jaguar			menenjit			viraj		
			jakuzi			müjde			avantaj		
			jaluzi			objektif			blokaj		
			jambon			oksijen			bobinaj		
			jandarma			orjinal			debriyaj		
			jelatin			pijama			kabotaj		
			jenerik			proje			kamuflaj		
			jimnastik			rejisör			patinaj		
			jübile			trajik			puantaj		
			jüpiter			ejderha			sabotaj		
			jenaratör			stajyer					
			jeoloji			ekoloji					
						filoloji					
						fizyoloji					
						patoloji					
						projektör					
						stratejik					
						sosyoloji					
						tipoloji					
						trajedi					

Şanslı şair	Şaşı şövalye	Şen şakrak	Şekerli şurup	Şifreli şema
Ekşi turşu	Yeşil meşe	Şaşırtan şut	Şeffaf şalvar	Şubat güneşi
Boş beşik	Şeker şeftali	Şalgam şişesi	Şarkılı şenlik	Şişko dişçi
Beş kuruş	Şömine ateşi	Barış ve savaş	Gümüş şamdan	Şaşkın şoförün şemsiyesi

Jale'nin ruju	Jön ajan	Hijyenik plaj	Trajik burjuva	Judo jübilesi
Jüpiterli ejderha	Pijamalı stajyer	Orijinal obje	Jürinin mesajı	İdeolojik jeolog
Japon projesi	Stratejik viraj	Rejisör şarjörü	Vejetaryen rejim	Majeste imajı
Jilet dolu garaj	Rujlu burjuva	Avantajlı jimnastik	Baraj mı? Garaj mı?	Majör blokaj

Ş CÜMLELERİ

1. Şekerli şurup şifalıymış.
2. Şımarık Şule şikayetçi.
3. Şıpsevdi şehzade şaşırdı.
4. Şarapçı Şakir şom ağızlıdır.
5. Şaşı şair şıracıyla şeftali sattı.
6. Şair şişe şişe şarap açtı.
7. Şatonun şöminesi şimşekle yıkıldı.
8. Yeşil şalvar şişman kişiye yakışmaz.
9. Meşhur turşucu şapka ve kaşkol takmış.
10. Şişman Şekip beş keşkülü şapur şupur yedi.

J CÜMLELERİ

1. Mesajını ajandaya yaz.
2. Jale'nin jilesine oje döküldü.
3. Müjdenin pijaması çok orijinal.
4. Judocu stajına jaguarla gitti.
5. Japonya'daki barajda sondaj var.
6. Jülide sabotaj projesi hazırlamış.
7. Ruj, bandaj ve deterjan bagajda.
8. Stajyer, biyoloji okuyan bir vejetaryen.
9. Rejisör ejderhalarla trajik bir film çekecek.
10. Jandarma hijyenik plajı kontrol etti.

DİŞ ARDI/ ÖN DAMAK DURAK SÜRTÜNMELİ SESLER

/c – ç/

Hedef: /c/ sesinin sözcük başı, ortası ve sonunda değerlendirilmesi

/c/ TEK HECE	Değerlendirme	Top	/c/ HBSB	Değerlendirme	Top	/c/ HBSİ	Değerlendirme	Top	/c/ HSSİ	Değerlendirme	Top
Başta			cacık			acı			hücre		
cam			cadde			ece			ücret		
can			cadı			öcü			eczacı		
cep			cambaz			amca			eczane		
cin			camcı			bacı					
			cani			baca					
			cami			bacak					
Sonda			canlı			boncuk					
hac			cansız			böcek					
			cefa			bucak					
			ceket			fincan					
			cennet			gece					
			cerrah			gonca					
			ceset			göce					
			cesur			hacı					
			cetvel			hece					
			ceviz			inci					
			ceylan			incir					
			ceza			ince					
			cezve			kanca					
			cılız			koca					
			cımbız			mercan					
			ciğer			mercek					
			civciv			ocak					
			cuma			önce					
			cüce			pancar					
			cümle			sincap					
			cüppe			sucuk					
			cüzdan			sancak					
			cadoloz			sancı					
			canavar			sıcak					
			cezaevi			ucuz					
			coğrafya			yonca					
						zenci					
						zincir					
						acente					
						acemi					
						afacan					
						bakıcı					
						birinci					
						çekmece					
						dilenci					
						yakacak					

Hedef: /ç/ sesinin sözcük başı, ortası ve sonunda değerlendirilmesi

/ç/ TEK HECE			/ç/ HBSB			/ç/HBSİ			/ç/ HSSİ		
	Değerlendirme	Top		Değerlendirme	Top		Değerlendirme	Top		Değerlendirme	Top
Başta			çadır			açı			açlık		
çağ			çakı			açık			güçlü		
çam			çakıl			bahçe			güçsüz		
çan			çakmak			bıçak			içki		
çap			çalgı			bekçi			suçlu		
çar			çalı			bohça			üçgen		
çay			çamur			biçim			açgözlü		
çil			çanak			buçuk			sevinçli		
çim			çanta			fıçı			borçlu		
çit			çarık			fırça			uçsuz		
çok			çarşaf			geçiş					
çöl			çarşı			geçit			**/ç/HSSS**		
çöp			çatal			kaçak			ağaç		
çul			çatı			keçi			avuç		
			çavdar			kepçe			borç		
			çavuş			kılçık			dalgıç		
Sonda			çayır			küçük			havuç		
aç			çekiç			ölçü			kılıç		
geç			çene			paça			kireç		
göç			çerez			peçe			kırlangıç		
güç			çeşme			pençe					
iç			çeyrek			seçim					
kaç			çiçek			uçak					
koç			çiftlik			üçüz					
maç			çilek			açılış					
öç			çimen			biçare					
saç			çirkin			göçebe					
suç			çivi			hizmetçi					
taç			çizgi			içecek					
			çizme			kelepçe					
			çoban			kraliçe					
			çocuk			peçete					
			çorap			simitçi					
			çorba			uçurtma					
			çömlek			uçurum					
			çubuk			üçüncü					
			çukur								
			çuval								
			çürük								
			çalgıcı								
			çamaşır								
			çekirdek								
			çekmece								
			çerçeve								
			çikolata								

Cesur cerrah	Cilalı cam	İncir ağacı	Ceketin cebi	Sıcak cezve
Bücür cadı	Acemi denizci	İnce mercek	Ufacık inciler	Pencere camı
Karınca bacağı	Cılız cambaz	Kucak kucak yonca	Ucuz pancar pazarı	Bir tencere patlıcan
Yedinci cadde	Ucuz ücret	Bandocu önce gelecek	Ceviz ağacında sincap	Cadaloz cüce cezalı

Çaycı çırağı	Çizgili çorap	Çelik çömlek	Açık bahçe	Üçgen çadır
Çiçekli çarşaf	Açgözlü kraliçe	Biçare hizmetçi	Çukur çarşı	Çürük çatı
Çatıdaki çeşme	Çorap çarşısı	Çalgıcı çiftliği	Çeyrek çanak çorba	Biçer döverin bıçağı
Kaçak içki	Bir avuç havuç	Dalgıç çocuk	Uçan uçurtma	Çamur çömlek

Copyright © 2007 İMST

C CÜMLELERİ

1. Falcı bacı coştu.
2. Boyacı camı cilaladı.
3. Pancarı ucuza satacak.
4. Yoncalar tomurcuklandı
5. Eczacı ucuz ilaç satacak.
6. Afacan çocuk sancılandı.
7. Kucak kucak çiçek alacak.
8. Cici uğurböceği gece ötecek.
9. Bir tencere patlıcan pişirecek.
10. Sunucu cumhurbaşkanı ile konuşunca heyecanlandı.

Ç CÜMLELERİ

1. Çiğdem çiçek açtı.
2. Çiftlikten gece geçtik.
3. Dalgıç çocuğu çıkardı.
4. Çavuş çekiçle çivi çaktı.
5. Kemençeyi çalgıcı çalar.
6. Çevreci çimleri çiğnemedi.
7. Çardakta çekirdek çitledi.
8. Bahçedeki çiçekler çabuk açıldı.
9. Çamaşırları parça parça bohçaya koydu.
10. Çocuk çikolata ve çerezlerini çekmecesinde sakladı.

YUMUŞAK DAMAK PATLAMALI DURAK SESLER

/ k – g /

Hedef: /k/ sesinin sözcük başı, ortası ve sonunda değerlendirilmesi

/k/ TEK HECE	Değerlendirme	Top	/k/ HBSB	Değerlendirme	Top	/k/ HBSİ	Değerlendirme	Top	/k/ HSSİ	Değerlendirme	Top
Başta			kadeh			akıl			akrep		
kaç			kadın			askı			akşam		
kal			kafa			bitki			bakkal		
kan			kafes			ceket			bekçi		
kar			kağıt			çekiç			doktor		
kas			kahve			çirkin			dükkan		
kaş			kale			erkek			ekmek		
kat			kalem			erken			ekran		
kay			kalın			eski			ekşi		
kek			kamyon			fakir			mikrop		
kel			kanal			hakem			nokta		
kes			kanat			iki			takvim		
kıl			kapak			ikiz			taksi		
kır			kapan			leke			yüksek		
kış			kaptan			makas			akciğer		
kıt			kara			okul			akvaryum		
kız			kardeş			öküz			ayakkabı		
kil			kare			paket			baklava		
kim			karga			raket			bisiklet		
kin			karne			sakal			çekmece		
kip			karpuz			sakız			dikdörtgen		
kir			kartal			sekiz			gökyüzü		
koç			kasa			şaka			ilkbahar		
kol			kase			şapka			mıknatıs		
kor			kaşık			şeker			öksürük		
koş			kaval			teker			traktör		
kov			kavun			tilki			**/k//HSSS/**		
koy			kaya			tokat			açık		
kul			kayık			avukat			balık		
kum			kazak			dakika			bacak		
kuş			kazan			etiket			bardak		
küf			kazma			lokanta			bayrak		
kül			keçi			makara			bebek		
küp			kedi			makarna			bıçak		
küs			keman			makine			bıyık		
küt			kemer			portakal			boncuk		
Sonda			kemik			teneke			böcek		
çok			kepçe						börek		
gök			keser						büyük		
ilk			keten						çiçek		
tak			kılıç						çocuk		
tek			kırbaç						çürük		
tik			kimlik						dudak		
tok			kilit						düdük		
pak			kiraz								

Hedef: /g/ sesinin sözcük başı, ortası ve sonunda değerlendirilmesi

/g/ TEK HECE	Değerlendirme	Top	/g/ HBSB	Değerlendirme	Top	/g/HBSİ	Değerlendirme	Top	/g/ HSSİ	Değerlendirme	Top
Başta			gaga			amigo			egzoz		
gaf			gala			azgın			egzama		
gar			gamze			bulgur			program		
gaz			garaj			burgu					
gam			garip			çıngırak					
geç			garson			dalga			**/g/ HSSS**		
gen			gazi			damga					
gez			gazoz			denge			holding		
gel			gebe			dergi			monolog		
gol			gece			dizgin			morg		
göç			geçit			durgun			jinekolog		
gök			gelgit			ege			psikolog		
göl			gelin			ılgaz					
göz			gemi			ılgıt					
güç			gevşek			ilgi					
güz			geyik			mangal					
giz			gezi			olgu					
gül			gıda			olgun					
gün			gişe			organ					
gri			gitar			örgü					
			giysi			özgür					
			göbek			rüzgar					
			gömlek			salgın					
			gönül			sünger					
			gözlük			ürgüp					
			gübre			üzgün					
			güdü			vagon					
			gümüş			virgül					
			gümrük			yargıç					
			gündüz			yorgan					
			güneş			zengin					
			güney			çingene					
			gürbüz			dalgalı					
			güreş			kaburga					
			güzel			karagöz					
			gönül			köşegen					
			görev								
			görkem								
			gözcü								
			görümce								
			gezegen								
			gökdelen								

Keçeli kalem	Kestane karası	Konserve kapağı	Köpek kulübesi	Köpüklü kahve
Kaşık kaşık kaymak	Kıtır kıtır kraker	Köşedeki küçük köprü	Kirli kırmızı kazak	Kavun karpuz kasası
Kanadı kırık kuş	Kara kuru kız	Kel kör kirpi	Kilitli kırk kapı	Korkak kara kedi
Kılıç kemer kuşandı	Kurnaz kurt kaçtı	Kasaba karakolu kapalı	Keskin kolonya kokusu	Konu komşu kapıştı

Güneşli gün	Garip gönül	Gece golü	Gap geçidi	General gemisi
Gevşek göz kapağı	Gümüş gözlü geyik	Gamze' nin güzel günleri	Gardiyan günlüğü	Gökdelen görüşü
Gökten gelen güzel	Gri gece giysisi	Garantili göl gezisi	Gar gişesinin görevlisi	Göbekli gürbüz güreşçi
Güç gülen gazi	Gece gelen gemi	Güzel geçen günler	Gözlüklü gezginin gazetesi	Gazoz getiren garson

K CÜMLELERİ

1. Kazanları kalayla.
2. Kel kör kirpi özürlü.
3. Kara tahtaya karala.
4. Kılıç kemer kuşandı.
5. Kaşık kaşık kaşar kesti.
6. Kavanozla kahve kaçırdı.
7. Kırkayak kılı kırk yarmaz.
8. Karanfili koklasan kokmaz.
9. Kara kuru kız kaskatı kesildi.
10. Kırk küp, kırkının da kolu kırık küp.

G CÜMLELERİ

1. Gelin görümce gergef işlediler.
2. Gardiyan gardan gidiş dönüş bileti aldı.
3. Galip günaşırı garnizona gide gele gerildi.
4. Galatasaray'ın güzel günleri geride kaldı.
5. Gümüş rengi gözlüğüm geniş kapılı gardıropta.
6. Gündüz gözüyle gökkuşağı gördüm.
7. Günlük gazeteleri Gülşah getirdi.
8. Sevgi gömleğinin rengini beğenmedi.
9. Gelinin boynunda gümüş gerdanlık vardı.
10. Gonca gezmeden gelince benimle ilgilenmedi.

YUMUŞAK DAMAK

SÜRTÜNMELİ SES

/ğ/

Hedef: /ğ/ sesinin sözcük başı, ortası ve sonunda değerlendirilmesi

/ğ/ TEK HECE	Değerlendirme	Top	/ğ/ HBSİ	Değerlendirme	Top	/ğ/HSSİ	Değerlendirme	Top	/ğ/ HSSS	Değerlendirme	Top
Başta			ağa			ağda			yanardağ		
-----			eğe			ağrı					
			öğe			bağcı					
			ağabey			bağcık					
			ağaç			bağdaş					
Sonda			ağır			bağlaç					
ağ			ağıl			bağlam					
çağ			ağıt			bağlama					
çiğ			ağız			bağlantı					
bağ			bağış			çağdaş					
dağ			çoğul			çağdışı					
sağ			dağılım			çağrı					
			dağıtım			çığlık					
			değirmen			çiğdem					
			değişim			dağcı					
			değnek			dağlı					
			eğitici			dağlık					
			eğitim			eğri					
			kağıt			eğridir					
			kağnı			ığdır					
			oğul			iğde					
			olağan			iğne					
			ortadoğu			mağlup					
			öğün			öğretmen					
			öğüt			teğmen					
			sağır			uğrak					
			sığır			uğraş					
			sıgırcık			yağmur					
			soğuk			yağma					
			söğüt								

Ağız sağlığı	Bağırış çağırış	Dağcı sağlığı	Olağan çağrı	Bağlama nağmesi
Çağdaş ağabey	Bağırsak ağrısı	Dağdaki mağara	Soğuk değirmen	Öğlenci öğrenci
Çağdışı çağrı	Bizim bağın çağlası	Eğri değnekli dağcı	Sağ görülü eğitimci	Lağımlı çağlayan
Sağlıklı bağcı	Mağdur öğrenci	Ağrısız ameliyat	Dağılmış yağ	Yağmur yağıyor

Ğ CÜMLELERİ

1. Sığırcık yağmurda değirmene sığındı.
2. Öğrenciler bağda yağmura yakalandı.
3. Eğitimli oğlu dağda bayırda ağaçlarla uğraştı.
4. Ağabeyimle bağda öğle yemeği yedik.
5. Çiğdem öğle yemeğini Kuğulu Park'ta yedi.
6. Yağmur yağınca iğde ağaçları ıslandı.
7. Öğretmen bağlama çalmayı yeğledi.
8. Öğrencinin eğitimine bağış yaptım.
9. Çiğdem çığlık çığlığa soğuk ağıla kaçtı.
10. Bağdaş kurup ağıt yakan öğretmen ağrıyla irkildi.

GIRTLAK
SÜRTÜNMELİ SES
/h/

Hedef: /h/ sesinin sözcük başı, ortası ve sonunda değerlendirilmesi

/h/ TEK HECE			/h/ HBSİ			/h/HBSİ			/h/ HSSS		
	Değerlendirme	Top		Değerlendirme	Top		Değerlendirme	Top		Değerlendirme	Top
her			ahır			ahçı			cerrah		
hor			bahar			ahlak			eyvah		
har			buhar			ahşap			ferah		
hal			cahil			bahçe			fersah		
hoş			cevher			bahşiş			günah		
hiç			cihan			çehre			ilan		
hep			çuha			dehşet			kadeh		
hap			dahi			ihraç			külah		
halk			deha			kahve			küstah		
harç			haşhaş			köhne			nikah		
harf			kahin			lehçe			padişah		
harp			meçhul			mahkum			sabah		
hırs			merhem			mahrum			şah		
/h/ HBSB			meşhur			mahsul			şeyh		
hacı			mühür			mahsur			talih		
hafif			nehir			muhtaç			tarih		
hafta			nohut			muhtar			tembih		
hakem			perhiz			rehber			tercih		
hakim			rahat			ruhsat			tesbih		
haklı			saha			sahne			tezgah		
hala			sahil			sahte			padişah		
halat			sahip			tahmin					
halay			sarhoş			tahriş					
halı			sehpa			tahsil					
halka			sihir			tahta					
hamal			şahin			tehdit					
hamsi			şahit			vahşi					
hamur			şehir			yahni					
hançer			şehit			zahmet					
hanım			şüphe			bahçıvan					
hapis			tahıl			bahtiyar					
hardal			tahin			ehliyet					
hasar			tenha			ıhlamur					
hasat			terhis			ihtimal					
hasır			tohum			ihtiyaç					
hasta			tuhaf			ihtiyar					
hata			zehir			pehlivan					
hava			baharat			silahşör					
havlu						şehriye					
havuç						tehlike					
havuz											
hayvan											
hece											
hoca											
horoz											

Haftalık haber	Haklı hakem	Hızlı hizmet	Hacı hoca	Hamarat hanım
Hırçın hostes	Harap bahçe	Huysuz hekim	Hain harami	Hatasız hamle
Horlayan hakan	Hasta hayvan	Heyet haritası	Kahve lekeli halılar	Harika hayal gücü
Hileli hesap	Hoyrat hizmetçi	Hayali harcama	Havalı hatun	Hantal haberci

H CÜMLELERİ

1. Hacer hayalini hatırladı.
2. Hakan horul horul uyur.
3. Haydan gelen huya gider.
4. Hasta hükümdar horluyor.
5. Huysuz Hakan hapşırdı.
6. Halenin hayal gücü harika.
7. Her haziran hava hoş olur.
8. Hamarat Hanım hastalandı.
9. Hasan harıl harıl hazırlandı.
10. Heyet hastanın hesabını hazırladı.

AKICILAR

/l/ DİŞ YUVASIL YAN DARALMALI AKICI SES

/r/ DİŞ YUVASIL TEK VURUŞLU AKICI SES

/y/ DAMAK DARALMALI KAYICI SES

Hedef: /l/ sesinin sözcük başı, ortası ve sonunda değerlendirilmesi

/l/ TEK HECE	Değerlendirme	Top	/l/ HBSB	Değerlendirme	Top	/l/ HSSİ	Değerlendirme	Top	/l/ HSSS	Değerlendirme	Top
Başta			lale			albay			alkol		
laf			lamba			albüm			baskül		
lav			lastik			alçı			bavul		
lif			leğen			alkış			bülbül		
lop			leke			altın			cahil		
lor			leylak			balkon			çakal		
loş			leylek			balta			çakıl		
Sonda			liman			bulgur			çatal		
al			limon			dalga			dantel		
bal			lira			dalgıç			davul		
bel			lise			elma			eylül		
bil			liste			elmas			gönül		
çil			litre			gölge			güzel		
çöl			loca			helva			kaval		
çul			lodos			kılçık			kontrol		
dal			lokma			koltuk			kumsal		
dil			lokum			olta			kural		
el			**/l/ HBSİ**			ölçü			mandal		
gel			abla			palto			mangal		
gol			alet			salkım			marul		
göl			alev			silgi			masal		
gül			alın			ülke			mendil		
kel			alo			yelken			okul		
kıl			aslan			yolcu			otel		
kil			bale			alfabe			pergel		
kol			balık			bilgisayar			petrol		
kul			balon			eldiven			sahil		
kül			bilet			fasulye			sakal		
mal			bulut			madalya			sandal		
nal			ceylan			salyangoz			sümbül		
pil			çıplak			yelkovan			şekil		
pul			çilek						tahıl		
rol			damla						tembel		
sal			dolap						temel		
sel			gelin						tırtıl		
sol			gömlek						topal		
şal			gözlük						tutkal		
tel			halı						uysal		
yıl			havlu						varil		
yol			hızlı						fasikül		
zil			ılık						general		
			iklim						karanfil		
			iplik						mineral		
			kulak						portakal		
			pilot								

Hedef: /r/ sesinin sözcük başı, ortası ve sonunda değerlendirilmesi

/r/ TEK HECE			/r/ HBSB			/r/HSSİ			/r/ HSSS		
	Değerlendirme	Top		Değerlendirme	Top		Değerlendirme	Top		Değerlendirme	Top
Başta			radyo			arkadaş			ağır		
raf			rahat			armut			anahtar		
ray			raket			artı			asker		
rey			rakı			bardak			bahar		
rol			ranza			çarşaf			biber		
rom			reçel			çirkin			bulgur		
rot			reçete			çorba			cesur		
ruh			rehber			dergi			ciğer		
ruj			rehin			dirsek			çamur		
rum			rejim			erkek			çember		
rus			reklam			fırça			damar		
			rekor			garson			defter		
Sonda			rektör			hırsız			demir		
bar			rende			hortum			duvar		
bir			renkli			kardeş			esmer		
çar			resim			karga			fener		
dar			ressam			karne			gitar		
dur			rıhtım			karpuz			haber		
far			rimel			kartal			huzur		
fer			robot			kirli			incir		
gar			roka			kırmızı			kaşar		
ger			roket			korku			kemer		
gör			roman			korna			kömür		
gür			romantik			kurşun			lider		
her			rosto			merdiven			mantar		
hor			rüya			orman			memur		
hür			rüzgar			ördek			misafir		
kar						örgü			mısır		
kır			/r/ **HBSİ**			örtü			müdür		
kor			arı			parmak			nehir		
kör			barış			perde			pazar		
kur			bayrak			pergel			peynir		
mor			bayram			portakal			rüzgar		
nar			börek			şarkı			sıfır		
nur			burun			terlik			şair		
pir			horoz			terzi			şehir		
sır			kare			tırnak			şeker		
sor			kibrit			torba			şoför		
sür			kira			tornavida			tamir		
ter			kiraz			turşu					
ter			köprü			yardım					
tır			kuyruk								
tur			kürek								
tür			mikrop								
var			para								

Hedef: /y/ sesinin sözcük başı, ortası ve sonunda değerlendirilmesi

/y/ TEK HECE	Değerlendirme	Top	/y/ HBSB	Değerlendirme	Top	/y/ HSSİ	Değerlendirme	Top	/y/ HSSS	Değerlendirme	Top
Başta			yağmur			aydın			alay		
yak			yaka			ayna			albay		
yan			yalan			aynı			deney		
yap			yalı			ayran			düşey		
yar			yamuk			ayrı			düzey		
yas			yamyam			ayva			kuzey		
yaş			yanak			baykuş			kalay		
yat			yangın			bayrak			kolay		
yay			yanıt			bayram			kobay		
yaz			yapı			boynuz			kovboy		
yel			yaprak			duygu			olay		
yem			yara			hayvan			onay		
yen			yardım			kıyma			saray		
yer			yarın			kuyruk			sonay		
yık			yarış			maymun			subay		
yıl			yasa			meydan			üvey		
yok			yasak			meyve			yapay		
yol			yastık			öykü			yatay		
yor			yaşlı			saydam					
yön			yatak			sayfa					
yum			yavaş			saygı					
yut			yavru			saygın					
yük			yaya			soygun					
yün			yazar			soylu					
yüz			yazı			şeytan					
			yazlık			uydu					
			yedek			uygar					
Sonda			yemiş			uygun					
bay			yenge			uyku					
bey			yengeç			uysal					
boy			yeni			zeytin					
çay			yeşil								
doy			yılan			**/y/ HBSİ**					
duy			yıldız			ayı					
fay			yırtık			ayak					
giy			yoğurt			bayat					
kay			yoksul			beyaz					
kıy			yokuş			beyin					
koy			yolcu			bıyık					
köy			yorgan			boya					
mey			yorgun			boyun					
ney			yosun			çayır					
pay			yudum			çeyiz					
ray			yumruk			dayak					
			yunus			dayı					

Limonlu likör	Liseli Lale	Liman lokantası	Lekeli lavabo	Lastik leğen
Loş lamba	Lezzetli levrekler	Lüks lojman	Lastikçi Lütfü	Leman'ın laleleri
Lime lime listeler	Lüle lüle bukleler	Lanetli laflar	Lider Leyla Laleli'de	Lorlu lüfer
Latif ile Latife	Lop lokma lüpletti	Levent'le lafladık	Litre litre limonata lazım	Lüzumsuz levhalar

L CÜMLELERİ

1. Leziz levreği lop lop yuttu
2. Lütfü lastik leğen kalıplar.
3. Latif ile Latife limonlu likör sever.
4. Liman lokantasının lavabosu lekeli.
5. Leyla Leylak lak lak etmeye bayılır.
6. Lambanın lekesi limonla açıldı.
7. Liselilerin listesi alfabetik sırayla asıldı.
8. Latif Lale için sümbül kokulu mendil aldı.
9. Lider Leyla Laleli'de lüks lojmanda oturuyor.
10. Liseli Lale Levent'le birlikte bir litre limonata aldı.

Rus ruleti	Raf raf reçel	Rekor vergi	Rimel fırçası	Ruhsatsız arsa
Romantik rehber	Rejim rehberi	Hayırlı rüya	Aktörün rolü	Rekabet rezaleti
Renkli ressam resmi	Kralın kirli çamaşırı	Rektörün resmi raporu	Rahip rüşveti reddetti	Raylı tramvay
Kar dura dura eridi	Kara para zararlı	Rahat rahat yürü	Ağrısı ara ara artıyor	İçeri ağır ağır gir

R CÜMLELERİ

1. Robot artık ağır ağır yürüyor.
2. Rüküş Ruhsar restoranda rimel sürdü.
3. Remzi rejim yaparken ruhsal krize girdi.
4. Radyo reklamı rakiplerine rağmen rekor kırdı.
5. Rus ressam 'rüzgar' rumuzuyla radyoyu aramayı reddetti.
6. Onur'un ruhsatsız arabası restoranın arkasında arızalandı.
7. Haberlerde robot resmi görülen hırsız otogar arsasında arandı.
8. Rütbeli asker Rıza rehber arkadaşı Remzi'ye rıhtımda rastladı.
9. Romen helikopterinin renkli resimleri haberlerde gösterildi.
10. Ruhi üniversiteli arkadaşı Ramazan'dan Rusça öğrendi.

Yerli yemiş	Yerel yönetim	Yaşlı yenge	Yazlık yelek	Yalan yanlış
Yağlı yoğurt	Yavru yunus	Yanlış yöntem	Yeni yaşam	Üvey dayı
Yersiz yorum	Yırtık yastık	Yedek yolluk	Yol yordam	Yaslı baykuş
Kuzeye yolculuk kolay	Büyük hayvan boynuzu	Saray yavrusu yalı	Yedi yapraklı yonca	Bayat kuyruk kıyması

Y CÜMLELERİ

1. Yusuf'un yakası yırtılmıştı.
2. Yumoş ayı yumuk yumuk yıkandı.
3. Yağışlar tarlayı yapış yapış yaptı.
4. Yağmur yavaş yavaş yağıyordu.
5. Oya dondurmayı çok seviyordu.
6. Yıldız'ın yeni yeşil yeleği boyandı.
7. Yoksul yolcunun yorganı yoktu.
8. Yasemin yeni yorgan ve yastık aldı.
9. Gökyüzünden kuyruklu yıldız kaydı.
10. Al yazmalı Yasemin yaya yolunda yürüdü.

ÜNSÜZ ÖBEKLERİ

/tr-/ /-rt/ /-rk/ /-rf/

/-nç/ /-nk/ /-lp/ /-pr/

Hedef: ünsüz öbeklerinin sözcük başı, ortası ve sonunda değerlendirilmesi

TEK HECE			HBSB			HSSİ			TEK HECE		
	Değerlendirme	Top		Değerlendirme	Top		Değerlendirme	Top		Değerlendirme	Top
Başta			Bravo			Altlık			**Sonda**		
Fren			Branda			Astronot			Ders		
Flüt			Briket			Çırpmak			Dost		
Gram			Bronşit			Çiftçi			Dört		
Grev			Broşür			Dershane			Fark		
Grip			Flört			Dörtgen			Felç		
Grup			Fransa			Dörtyol			Fert		
Klor			Frekans			Enfarktüs			Genç		
Kriz			Grafik			Gırtlak			Harp		
Kral			Gramer			Hortlak			Halk		
Kreş			Greyfrut			İlkokul			Irk		
Plaj			Klasik			İlkbahar			Jest		
Plan			Klinik			Karartma			Kalp		
Prens			Klasör			Kontrol			Kart		
Prens			Krema			Türkçe			Kent		
Spor			Kravat			Çırpmak			Kurs		
Stad			Kraliyet			Harçlık			Kürk		
Staj			Kraliçe			Uçurtma			Kırk		
Stop			Kristal						Kurt		
			Plaka						Marş		
			Plastik						Mart		
			Prenses						Mars		
			Problem						Mert		
			Profesör						Lüks		
			Protein						Morg		
			Program						Org		
			Protez						Ölç		
			Prova						Ters		
			Psikolog						Terk		
			Stüdyo						Türk		
			Trafik						Tunç		
			Traktör						Turp		
			Trampet						Zarf		
			Transfer						Zevk		
			Tramvay						Dürüst		
			Tren						Eşarp		
			Tribün						Esans		
			Trilyon						Fayans		
									Gülünç		
									Kazanç		
									Kepenk		

A CÜMLELERİ

1. Alp'in alnı açık.
2. Ali arabasına ayna aldı.
3. Ahsen alacalı atkısını attı.
4. Akıncılar akın akın geliyorlar.
5. Ali Açar arabasına ayna taktırdı.
6. Aytaç ağzına azıcık acıbiber aldı.
7. Avcılar araziyi adım adım dolaştılar.
8. Askerler ardı ardına alaylarını anlattılar.
9. Ayı avında Ahmet Ağa avcıları azarladı.
10. Ağabeyim Aydın'a, ablam Ağrı'ya atandılar.

E CÜMLELERİ

1. Ekinler Ekim'de ekilir.
2. Emre emir erine emretti.
3. Efe'ler Ege'deki eşkiyaları ezdi.
4. Elazığ'daki etkinlikler ertelendi.
5. Evren erik pestilini evde ezdi.
6. Elif emzik emerek emekliyordu.
7. Esaret eşkiyanın etkinliklerini eritti.
8. Esma'nın eldiveniyle elbisesi eskimiş.
9. Emel'lerin erikleri de, elmaları da ekşi.
10. Elmas, Erol, Emre, Emel, ve Emir el eleydi.

Hedef: /i/ sesinin sözcük başı, ortası ve sonunda değerlendirilmesi

/ı-i/ TEK HECE			/ı-i/ İKİ HECE			/ı-i/ ÇOKLU HECE			/ı-i/ TEKRAR		
	Değerlendirme	Top		Değerlendirme	Top		Değerlendirme	Top		Değerlendirme	Top
Başta			ilik			idare			için için		
iç			ilim			ifade			inim inim		
ip			icat			ihale			iğne iplik		
is			idam			ifade			ikişer ikişer		
iş			ikaz			ileti			Ilık ılık		
in			ilaç			ivedi					
iz			ilan			iktidar					
ilk			iman			ihtiyar					
			imar			ilgili					
			inat			ilişki					
			inek			indirim					
			ipek			inşaat					
			isim			isabet					
			iğne			iskelet					
			iğde			işaret					
			içki			işkembe					
			ilçe			izmarit					
			ilgi			iletişim					
			ikna			ikramiye					
			imla			imparator					
			imza			ılıca					
			işçi			ısırgan					
			ısı			ıstakoz					
			ıslak								
			ırmak								
			ılgaz								
			Ilgıt								
			ıssız								
			ırgat								
			ırak								

Hedef: /u-ü/ sesinin sözcük başı, ortası ve sonunda değerlendirilmesi

/u-ü/ TEK HECE	Değerlendirme	Top	/u-ü/ İKİ HECE	Değerlendirme	Top	/u-ü/ ÇOKLU HECE	Değerlendirme	Top	/u-ü/ TEKRAR	Değerlendirme	Top
Başta			ucuz			uçurum			uzun uzun		
uç			uçak			ustura			ufak ufak		
ud			uçsuz			uçurtma					
un			uçuş			ulaşım					
ur			ufak			unutkan					
			uğur			uskumru					
			ulak			uyuşuk					
			ulu			uzlaşma					
			ulus			uyumlu					
			unsur								
			urgan								
			usta								
			usul								
			uşak								
			utanç								
			uygun								
			uyku								
			uyluk								
			uyruk								
			uzak								
			uzay								
			uzun								
			uyum								
/ü/ TEK HECE			**/ü/ İKİ HECE**			**/ü/ ÇOKLU HECE**					
Başta			üre			üzengi					
üç			ütü			üzüntü					
ün			üye			üşengeç					
üs			üçgen			üretim					
üst			ülke			üstgeçit					
üz			ünlü								
ürk			ünsüz								
			ürün								
			ürkek								
			üzüm								

I - İ CÜMLELERİ

1. İhtiyar nine iğne ipliğe döndü.
2. İlişkimiz incecik bir ip gibi.
3. İnekler ikişer ikişer iade edildi.
4. İçin için yanıyor bu gönlüm İnci için.
5. İpliği ince delikten geçirdi.
6. İnci izin çizelgesini inceledi.
7. İki kilo ıspanak ısmarladı.
8. Elinin ağrısından inim inim inledi.
9. İkindi vakti zeytin, peynir ve peksimet yedi.
10. İkizlerin ödevini inceden inceye inceledi.

U-Ü CÜMLELERİ

1. Uzakdoğu'ya uçakla ulaşılır.
2. Urfa'da uzun uzun uyudular.
3. Usulsüz usta Ukrayna uyrukluymuş.
4. Uçak, uçsuz bucaksız ufukta uzaklaştı.
5. Uluç, uskumruları Uludağ'da ustasında unuttu.
6. Ülkesinde üzüm üretiyordu.
7. Üstün, üzüm üreticisidir.
8. Uşak Uğur'u umursamadı.
9. Üşengeç Ülkü üzüldü.
10. Üyeler ülkesiz, ürkmüş ve üşümüştü.

Hedef: /o-ö/ sesinin sözcük başı, ortası ve sonunda değerlendirilmesi											
/o-ö/ TEK HECE			**/o-ö/ İKİ HECE**			**/o-ö/ HBSİ**			**/o-ö/ TEKRAR**		
	Değerlendirme	Top		Değerlendirme	Top		Değerlendirme	Top		Değerlendirme	Top
Başta			oba			okuma			oyum oyum		
ot			oda			oklava			omuz omuza		
ok			oje			olumlu			oluk oluk		
on			oto			omurga					
oy			ova			onarım					
org			oya			onbaşı					
			obur			okyanus					
			ocak			opera					
			odak			orkide					
			odun			otobüs					
			oğlan			otopsi					
			okka			oturak					
			okul			oyuncak					
			okur			otagar					
			olay			otomatik					
			olgu								
			olta								
			oluk								
			olgun								
			omuz								
			onay								
			onur								
			optik								
/ö/ TEK HECE			**/ö/ İKİ HECE**			**/ö/ ÇOKLU HECE**					
Başta			ödev			öğretmen					
öv			öküz			öksürük					
öz			özgü			öğrenci					
ön			öğle			örümcek					
öç			ördek								
öp			özlem								
ört			ödül								
			özgür								
			örnek								
			örtü								
			önlük								
			örgü								
			öfke								

O CÜMLELERİ

1. Oya iyi uyu.
2. Otopsi onaylanmadı.
3. Osman otobüste oturdu.
4. Ozan banyoda opera okudu.
5. Oya'nın yüzüğü kuyuya düştü.
6. Ormanda omuz omuza oturduk.
7. Oğlan Oya'nın ojesine odaklandı.
8. Ormancılar onar onar oyuna oturdu.
9. Ormandan oluk oluk oğlak sürüsü geçti.
10. Onbaşı Osman oğlunun oyuncağıyla oynadı.

Ö CÜMLELERİ

1. Ömür ödülleri örttü.
2. Özlem'le Özgür önlük ördü.
3. Ömer Özlem'in ördeğini öptü.
4. Ökseotu ölümsüzlük örneğidir.
5. Öğretmen öğrencilerine öfkelendi.
6. Özgür özene özene örtüleri örttü.
7. Öner öfkeyle önündeki örümceği öldürdü.
8. Öğretmen, öğrencisi Özlem'in ördüğü örgüyü övdü.
9. Önderleri, Ödemiş'li öğretmenleri övgüyle ödüllendirdi.
10. Özlem'in örtüsünün örneği çok güzeldi.

BÖLÜM 4

AFAZİ, APRAKSİ VE DİSARTRİ'DE YETİŞKİNLERE YÖNELİK TERAPİ ALIŞTIRMALARI

TEK AYRIMLI SÖZCÜK ÇİFTLERİ 1

/a/							/a/							/e/						
						Top							Top							Top
Kaç							Bar							Seç						
Taç							Çar							Geç						
Saç							Dar							Meç						
Haç							Far							Bek						
Maç							Gar							Çek						
Gaf							Kar							Kek						
Kaf							Nar							Pek						
Laf							Sar							Sek						
Raf							Var							Tek						
Saf							Yar							Yek						
Bak							Zar							Bel						
Çak							Bas							Del						
Hak							Fas							Kel						
Tak							Has							Sel						
Yak							Kas							Tel						
Bal							Pas							Yel						
Çal							Tas							Cem						
Dal							Yas							Dem						
Fal							Baş							Gem						
Kal							Kaş							Hem						
Mal							Şaş							Kem						
Nal							Taş							Nem						
Sal							Yaş							Yem						
Şal							Çat							Fes						
Çam							Kat							Kes						
Cam							Tat							Pes						
Dam							Yat							Ses						
Lam							Sat							Ben						
Gam							Hat							Ren						
Ham							Mat							Sen						
Zam							Zat							Ten						
Kam							Çay							Yen						
Nam							Tay							Beş						
Şam							Kay							Keş						
Tam							Pay							Leş						
Can							Bay							Şeş						
Çan							Say							Bez						
Ban							Yay							Gez						
Han							Fay							Kez						
Kan							Cay							Nez						
Şan							Ray							Sez						
Tan							Caz							Tez						
Van							Kaz													
Yan							Yaz													
Çap							Baz													
Hap							Gaz													
Kap							Haz													
Sap							Laz													

/ı-i/						Top	/o-ö/						Top	/u-ü/						Top
Biç							Bol							Kum						
Hiç							Dol							Mum						
Bil							Fol							Rum						
Çil							Hol							Duy						
Dil							Gol							Huy						
Fil							Kol							Duş						
Kil							Sol							Kuş						
Mil							Yol							Muş						
Nil							Boy							Tuş						
Pil							Doy							Bur						
Sil							Koy							Dur						
Zil							Soy							Kur						
Çim							Don							Sur						
Kim							Fon							Tur						
Sim							Kon							Vur						
Pim							Son													
Sim							Ton													
Vim							Bön													
Mis							Dön													
Pis							Fön													
Sis							Sön													
Bin							Böl													
Din							Döl													
Fin							Göl													
Kin																				
Pin																				
Diş																				
Fiş																				
Piş																				
Şiş																				
Biz																				
Diz																				
Giz																				
Siz																				
Tiz																				

TEK AYRIMLI SÖZCÜK ÇİFTLERİ 2

/b/-/p/	/m/-/b/	/n/-/d/	/n/-/z/	/k/-/g/	/t/-/d/	/t/-/k/	/g/-/d/	/s/-/z/
bas-pas	mal-bal	nal-dal	nar-zar	kar-gar	tam-dam	tak-kak	gar-dar	sar-zar
bak-pak	mat-bat	nam-dam	nil-zil	kaz-gaz	tel-del	tas-kas	gel-del	sır-zır
bat-pat	mil-bil	nar-dar	çin-çiz	kel-gel	tik-dik	taş-kaş	giz-diz	sil-zil
bil-pil	mis-bis	nem-dem	kan-kaz	kir-gir	tiz-diz	tat-kat	gol-dol	sor-zor
bul-pul	mit-bit	nil-dil	ton-toz	kol-gol	toy-doy	tay-kay	gök-dök	kas-kaz
but-put	mor-bor	nur-dur	vın-vız	kül-gül	toz-doz	taz-kaz	güz-düz	ses-sez
bay-pay	muz-buz		yan-yaz		tur-dur	tek-kek		sis-siz
bis-pis			yün-yüz		tuş-duş	tel-kel		süs-süz
bot-pot					tut-dut	tır-kır		yas-yaz
boz-poz					ata-ada	tok-kok		
					ton-don	top-kop		
						toz-koz		
						tur-kur		
						tuş-kuş		
						tül-kül		
						tüp-küp		
						bat-bak		
						çat-çak		
						çıt-çık		
						pat-pak		
						tat-tak		
						yat-yak		
						taç-kaç		

/d/-/z/	/l/-/y/	/r/-/y/	/s/-/t/	/ş/-/ç/	/f/-/v/	/s/-/ş/	/ç/-/c/	/ş/-/z/
dam-zam	bal-bay	ray-yay	saç-taç	şak-çak	far-var	sal-şal	çam-cam	beş-bez
dar-zar	bol-boy	rol-yol	sat-tat	şal-çal	fır-vır	sen-şen	çan-can	boş-boz
dil-zil	çal-çal	rum-yum	say-tay	şık-çık	def-dev	sık-şık	açı-acı	çiş-çiz
	dol-doy	bar-bay	saz-taz	şiş-çiş		bas-baş		diş-diz
	dul-duy	bor-boy	sen-ten	şok-çok		kas-kaş		düş-düz
	fay-fal	far-fay	ser-ter	kaş-kaç		kus-kuş		kaş-kaz
	kal-kay	kar-kay	sığ-tığ	koş-koç		tas-taş		kış-kız
	kıl-kıy	kır-kıy	sık-tık	taş-taç				koş-koz
	kol-koy	kör-köy	sos-tos	aşı-açı				yaş-yaz
	sal-say	sar-say	sur-tur					
	sol-soy	sor-soy	süt-tüt					
	laz-yaz	tür-tüy	bas-bat					
	lor-yor		kas-kat					
			pas-pat					
			tas-tat					

/p/-/f/	**/v/-/b/**	**/v/-/p/**	**/l/-/n/**	**/s/-/d/**	**/n/-/d/**	**/t/-/n/**	**/ç/-/t/**	**/l/-/r/ /y/**
pay-fay	var-bar	kov-kop	bal-ban	sağ-dağ	nal-dal	bat-ban	biç-bit	bal-bar
pil-fil	vız-bız		bel-ben	sal-dal	nar-dar	bit-bin	kaç-kat	bil-bir
piş-fiş			bil-bin	sar-dar	nem-dem	çit-çin	koç-kot	bol-bor
sap-saf			böl-bön	sil-dil	nur-dur	kat-kan	maç-mat	dal-dar
küp-küf			çal-çan	sol-dol		kot-kon	saç-sat	dul-dur
			çil-çin	son-don		tat-tan	taç-tat	fal-far
			dil-din	sök-dök		yat-yan	çak-tak	gel-ger
			dol-don	sur-dur		tur-nur	çam-tam	göl-gör
			fal-fan	süz-düz			çan-tan	gül-gür
			gül-gün				çay-tay	kal-kar
			kal-kan				çek-tek	kıl-kır
			kil-kin				çık-tık	kil-kir
			kol-kon				çığ-tığ	kol-kor
			sel-sen				çok-tok	nal-nar
			sol-son					sal-sar
								sel-ser
								sol-sor
								tel-ter
								yel-yer
								yol-yor
								raf-laf
								bal-bay
								yol-rol
								yor-lor
								ray-yay

SES ÜRETİMİNİ UYARMA

A	ACI/AĞRI ÇEKME	AHHH..
	EŞEK ANIRMASI	Aİ..Aİ..Aİ..
B	ARABA SESİ	BİPPP
C	KUŞ SESİ	CİK CİK
Ç	TREN SESİ	ÇUH ÇUH
D	KORNA SESİ	DÜÜÜT
E	NİNNİ	EEEE...
F	LASTİK PATLAMA	FISSS
G	TAVUK/KARGA SESİ	GIT GIDAK / GAK GAK
H	KÖPEK SESİ	HAV HAV
I-İ	İTME / IKINMA SESİ	IHHH..IHHH...
K	KAHKAHA	KAH KAH..
L	SU İÇME	LIK LIK
M	KEDİ / İNEK SESİ	MİYAV / MÖÖÖ
N	CANKURTARAN SESİ	NANİ..NANİ...
O-Ö	BIKKINLIK İFADELERİ	OFFF..ÖFFF
P	KANAT ÇIRPMA	PIR PIR
R	MOTOR SESİ	RIN RIN
S	YILAN SESİ	SISSS
Ş	YAĞMUR SESİ	ŞIP ŞIP
T	KAPI ÇALMA	TAK TAK
	SAAT SESİ	TİK TAK
U-Ü	HOROZ SESİ	ÜÜÜRÜÜÜ
V	VAPUR / ÖRDEK SESİ	VUP VUP / VAK VAK
Y	TEZAHÜRAT	YA YA YA ŞA ŞA ŞA..
Z	ZİL SESİ	ZIRRR

SÖZCÜK GENİŞLETME

aç	açı	açık
ad	ada	adak
an	anı	anıt
ar	arka	arkadaş
ar	ara	araç
as	askı	askılık
as	asi	asil
aş	aşı	aşık
at	ata	atak
ay	ayı	ayık
az	azı	azık
bal	balo	balon
bal	bale	balerin
bay	bayan	bayanlar
bel	bela	belalı
bil	bilim	bilimsel
bir	bira	biraz
boy	boya	boyacı
boz	boza	bozacı
böl	bölü	bölük
böl	bölü	bölük
çim	çimen	çimenlik
çil	çile	çilek
çal	çalı	çalık
çiz	çizgi	çizgili
dal	dalga	dalgıç
der	dert	dertli
dev	deva	devam
doğ	doğu	doğuş
fil	file	filit
gel	gelin	gelincik
gen	genç	gençlik
ger	geri	gerilim
gör	görgü	görgülü

göz	gözcü	gözlük
hat	hata	hatasız
kal	kalay	kalaycı
kar	kara	karar
kas	kasa	kasacı
kaş	kaşık	kaşkol
kat	katı	katık
kay	kaya	kayak
kes	kese	keser
kes	kese	keseci
kir	kira	kiracı
koş	koşu	koşul
koy	koyu	koyun
mum	mumya	mumyacı
ne	nerde	nasıl
naz	nazlı	nazik
naz	nazar	nazarlık
ok	oku	okul
oy	oya	oyun
ör	örgü	örgün
pek	peki	pekiyi
pil	pile	pileli
saç	saçak	saçaklı
sır	sıra	sıralı
sin	sini	sinir
söz	sözlü	sözlük
su	sucu	sucuk
su	sulu	susuz
şaş	şaşı	şaşkın
tak	takı	takım
tok	toka	tokaç
tut	tutku	tutkun
top	toplu	toplum
ver	veri	verim
vur	vurgu	vurgun

yaba	yaban	yabancı
yak	yaka	yakala
yan	yanlı	yanlış
yala	yalan	yalancı
yar	yara	yarasa
yaz	yazı	yazık
yel	yele	yelek
yük	yüklü	yüklük
yüz	yüzey	yüzeysel

CÜMLE GENİŞLETME

B

- Betül'ün babası
- Betül'ün babası pişirdi
- Betül'ün babası çorba pişirdi
- Betül'ün babası Bolu çorbası pişirdi
- Betül'ün babası biberli Bolu çorbası pişirdi
- Betül'ün babası bol biberli Bolu çorbası pişirdi
- Bol biberli Bolu çorbasını Betül'ün babası pişirdi

C

- cesur
- cesur cerrah
- cesur cerrah çekti
- cesur cerrah cüzdanı çekti
- cesur cerrah cüzdanı cımbızla çekti
- cesur cerrah cüppeden cüzdanı cımbızla çekti
- cesur cerrah caddedeki cüppeden cüzdanı cımbızla çekti

Ç

- çorap
- çizgili çorap
- çekmecedeki çizgili çorap
- ikinci çekmecedeki çizgili çorap
- ikinci çekmecedeki çizgili çorap çantada
- ikinci çekmecedeki çizgili çorap çamaşır çantasında
- ikinci çekmecedeki çizgili çorap çamaşır çantasından çıktı

D

- dantel
- dantel mendil
- Lale'nin dantel mendili
- Lale'nin dantel mendili lekeli
- Lale'nin dantel mendili elma lekeli
- Liseli Lale'nin dantel mendili elma lekeli
- Liseli Lale'nin gül dantelli mendili elma lekeli

F

- falcı
- fakir falcı
- fakir falcının fanusu
- fakir falcının fanusu fosforlu
- fakir falcının fanusu fosforlu büfede
- fakir falcının fanusu fosforlu afişli büfede
- fakir falcının fanusu fosforlu afişli büfede fotoğraflanmış

G

- Geyik
- Gri geyik
- Gürbüz gri geyik
- Geviş getiren gürbüz gri geyik
- Gece geviş getiren gürbüz gri geyik
- Gece geviş getiren gebe gürbüz gri geyik
- Gece gündüz geviş getiren gebe gürbüz gri geyik

H

- hakim
- tuhaf hakim
- tuhaf hakim nikahladı
- tuhaf hakim hizmetçiyi nikahladı
- tuhaf hakim hizmetçiyi bahçıvanla nikahladı
- tuhaf hakim hizmetçiyi sarhoş bahçıvanla nikahladı
- tuhaf hakim hanımın hizmetçisini sarhoş bahçıvanla nikahladı.

J

- ruj
- Jale'nin ruju
- Jale'nin kırmızı ruju
- Jale'nin bagajındaki kırmızı ruju
- Jale'nin bagajındaki kırmızı rujun kapağı
- Jale'nin bagajındaki kırmızı rujun kapağındaki ejder
- Jale'nin bagajındaki kırmızı rujun kapağındaki ejder resmi

K

- Kedi
- Kırçıl kedi
- Kırçıl tekir kedi
- Kırçıl tüylü tekir kedi
- Kırçıl tüylü kör tekir kedi
- Kırçıl tüylü kör tekir kedi kemirdi
- Kırçıl tüylü kör tekir kedi kemik kemirdi

L

- Limon
- Limon ve çilek
- Limon ve çilek lekesi
- Limon ve çilek lekesi silinir
- Limon ve çilek lekesi elle silinir
- Limon ve çilek lekesi leğende elle silinir
- Limon ve çilek lekesi lastik leğende elle silinir

M

- Mutfak
- Mutfaktaki mercimek
- Mutfaktaki mısırlı mercimek
- Mutfaktaki mısırlı mercimeği yiyelim
- Mutfaktaki mısırlı mercimeği marulla yiyelim
- Mutfaktaki mısırlı mercimeği maçta marulla yiyelim
- Mutfaktaki mısırlı mercimeği maç saatinde marulla yiyelim

N

- Nazlı
- Nazlı'nın nişanlısı
- Nazlı'nın nişanlısı Nazım
- Nazlı'nın nişanlısı Nazım nöbetçi
- Nazlı'nın nişanlısı Nazım nöbette namaz kılmış
- Nazlı'nın nişanlısı Nazım nöbette namaz kılmış, yakalanmış.

P

- Pilav
- Pirinç pilavı
- Piliçli pirinç pilavı
- Fırında piliçli pirinç pilavı
- Fırında piliçli pirinç pilavı pişirdi
- Pervin fırında piliçli pirinç pilavı pişirdi
- Pazar günü Pervin fırında piliçli pirinç pilavı pişirdi

R

- Ressam
- Romantik ressam
- Romantik ressamın resmi
- Romantik ressamın renkli resmi
- Romantik ressamın renkli resmi çizilmiş
- Romantik ressamın renkli resmi rujla çizilmiş
- Romantik ressamın renkli resmi ruj ve rimelle çizilmiş

S

- Sandal
- sarı sandal
- sarı salaş sandal
- eski sarı, salaş sandal
- Sahipsiz eski, sarı, salaş sandal
- Sahildeki sahipsiz eski, sarı, salaş sandal
- Sahildeki sahipsiz eski, sarı, salaş sandal satılık.

S-Ş

- Sabun
- Sıvı sabun
- Kokulu sıvı sabun
- Şeftali kokulu sıvı sabun
- Banyodaki şeftali kokulu sıvı sabun
- Üst banyodaki şeftali kokulu sıvı sabun
- Üst banyodaki şeftali kokulu sıvı sabun bitmiş.

T

- saat
- altın saat
- altı altın saat
- altı altın saat otelde
- altı altın saat otelde kilitli
- altı altın saat oteldeki kutuda kilitli
- altı altın saat oteldeki satranç kutusunda kilitli.

V

- Devlet
- Devlet serveti
- Devlet serveti vergidir
- Devlet serveti verilen vergidir
- Devlet serveti çevrenin verdiği vergidir

Y

- yolcu
- yolcu yedi.
- yolcu yumurta yedi.
- yorgun yolcu yumurta yedi.
- yorgun yolcu yemekhanede yumurta yedi.
- yorgun yolcu yeni yemekhanede yumurta yedi.
- yorgun yolcu yeni yemekhanede yalnızca yumurta yedi.

Z

- valiz
- gizli valiz
- dokuz gizli valiz
- kuzenin dokuz gizli valizi
- dilsiz kuzenin dokuz gizli valizi
- dilsiz kuzenin dokuz gizli valizi çıktı
- dilsiz kuzenin dokuz gizli valizinden sakız çıktı.

SPONTAN CÜMLE ÜRETME

Nasılsın?	Yemek zamanı!	Ne haber?	Lütfen!
İyiyim.	Aç mısınız?	İyilik.	Tamam
Nereye gidiyorsun?	Değilim.	Kim bilir?	Adın ne?
Eve	Yemekte ne var?	Hazır mısınız?	Sorayım.
Telefon çalıyor.	Bilmem!	Bana ne.	Anlıyor musun?
Acelem var.	Ne içersin?	Affedersiniz.	Özür dilerim
Kapıdaki kim?	Biraz daha alabilir miyim?	Ne zaman gidiyoruz?	Çok geç oldu.
Ben açarım	Elinize sağlık.	Kaç yaşındasın?	Boş ver.
Ben bir düşüneyim.	Doydum.	Ne dedin?	Kolay gelsin.
Sana inanmıyorum.	Öyle mi?	Saat kaç?	Gördüm.
Günaydın.	Ayın kaçı?	Kim bu?	Duydum.
Geçmiş olsun.	Ekmek	Adı ne?	Görmedim.
Saat kaç?	Gazete	Ne iş yapıyor?	Duymadım.
Olmaz.	Zil çaldı	Güzel!	Benim var.
Kaça? Kaç lira?	Aç	İyi!	Başın sağ olsun.
Kokuyor	Ver	Kötü!	Selam
Bozuk	Tut	Koy	Dinle
Koş	Çay yap	İlacım nerede?	Yaz
Koşma	Düştü	Al	Sağol
Neden?	Nasıl?	Ağrıyor	Alır mısın?
Ne zaman?	Bak	Su ver	Evet
Nerede?	Yemem!	Niçin?	Hayır

CÜMLE OKUMA – OKUDUĞUNU ANLAMA 1

B- Babası bebeğin bezini değiştirmeyi beceremedi.
Babası neyi değiştirmeyi beceremedi?
Babası kimin bezini değiştiremedi?
Bebeği bezini kim değiştiremedi?

C- Camcı pencereye cam takacak
Pencereye kim cam takar?
Camcı nereye cam takacak?
Camcı ne yapacak?

Ç- Çekmecedeki kırmızı renkli uzun çorap Çağla'nın.
Çekmecede ne var?
Uzun çorap nerede?
Uzun çorap kimin?

D- Derin denize dalgıçlar daldı.
Derin denize kimler daldı?
Dalgıçlar nereye daldı?
Dalgıçlar nasıl denize dalarlar?

F- Filiz fındıkları fileye doldurdu.
Fındıkları fileye dolduran kim?
Filiz fındıkları nereye doldurdu?
Filiz fileye ne doldurdu?

G- Gri gümüşgözlüklü garip genç güzel gitar çalıyor.
Garip genç ne takıyor?
Gözlüğü altın mı?
Garip genç ne çalıyor?

G- Gazinodaki göbekli geveze garson komik giyinmiş.
Göbekli garson nerede çalışıyor?
Gazinoda çalışan kim?
Çok konuşanlara ne denir?

H- Hasta havadaki helikopterdeydi.
Helikopter neredeydi?
Hasta neredeydi?
Havadaki helikopterde kim vardı?

J- Müjde'nin pijamasına oje döküldü.
Müjde'nin pijamasına ne döküldü?
Kimin pijamasına oje döküldü?
Oje nereye döküldü?

K- Küçük çocuk kızamık, kardeşi de kabakulak oldu.
Küçük çocuğa ne oldu?
Kardeşine ne oldu?
Çocuklar büyük mü?

L- Lokantanın balıkları leğene dolduruldu.
Balıklar nereye dolduruldu?
Nerenin balıkları leğene dolduruldu?
Leğene neyi doldurdular?

M- Mankenin mavi çizgili mayosundaki küçük leke çıkmıyor.
Mavi çizgili mayo kimin?
Küçük leke nerede?
Mayonun çizgileri ne renk?

N- Niyazi'nin nişanlısı neşeli.
Kimin nişanlısı neşeli?
Neşeli olan kim?
Niyazi evli mi?

P- Geçen Pazar günü pastanede piliçli pilav yedim.
Piliçli Pilavı ne zaman yedim?
Piliçli pilavı nerede yedim?
Geçen Pazar pastanede ne yedim?

R- Ressam rejim yapmayı reddetti.
Rejim yapmayı reddeden kim?
Ressam ne yapmayı reddetti?
Ressam rejim yapmayı kabul etti mi?

S- Saksıdaki sardunya sarardı
Sardunyaya ne oldu?
Sardunya neredeydi?
Ne sarardı?

Ş- Şempanzeyi dişçiye şekerle götürdüler.
Kimi dişçiye götürdüler?
Şempanzeyi nereye götürdüler?
Şempanze dişçiye neyle gitti?

T- Tekir kedi balkondaki koltuğa kıvrıldı.
Koltuk nerede?
Koltuğun üzerinde ne var?
Tekir kedi koltukta ne yaptı?

V- Tavşanlar havuç sever.
Havucu kim sever?
Tavşanlar ne sever?
Tavşanlar havucu sever mi?

Y- Yaramaz çocuk yaylı yatakta yastıksız yatıyor.
Kim yatıyor?
Yaramaz çocuk nerede yatıyor?
Yaramaz çocuk nasıl yatıyor?

Z- Hırsız bir buzağı ile kuzu çaldı.
Buzağı ve kuzuyu kim çaldı?
Hırsız ne çaldı?
Koyunun yavrusuna ne denir?

KARIŞIK CÜMLE OKUMA – OKUDUĞUNU ANLAMA 2

Gümüş kasedeki güllaç soğumuş.
Gümüş kasede ne var?
Güllaç sıcak mı?
Güllaç neyin içinde?

Arka sıradaki gözlüklü sarışın küçük çocuk çok yaramaz.
Küçük çocuk ne takıyor?
Küçük çocuk nerede oturuyor?
Küçük çocuk uslu mu?

Benim bol pantolonu dün terziye daraltmaya götürdüm.
Pantolonumu kime götürdüm?
Terziye ne götürdüm?
Pantolonumu terziye niçin götürdüm?

Oturma odasındaki eski radyoyu açıp müzik dinledik.
Müziği nerede dinledik?
Radyo nerede?
Müzik dinlediğimiz radyo yeni mi?

Kara kalemle ağaç resmi yapıp yeşile boyadı.
Kara kalemle ne resmi yaptı?
Ağaç resmini ne renge boyadı?
Ağaç resmini boyamadan ne ile çizdi?

Küçük uslu bebeğin mama mendili yemek lekeli.
Küçük bebek yaramaz mı?
Küçük bebeğin mendiline ne oldu?
Küçük bebeğin mendilinde ne lekesi var?

Kara biberli sıcak domates çorbası içmeyi çok severim.
Ne içmeyi çok severim?
Domates çorbası soğuk mu?
Domates çorbası tuzlu mu?

Beyaz tüylü yaramaz tekir kedi evinden kaçtı.
Kedinin tüyleri ne renk?
Tekir kedi ne yaptı?
Kedi nereden kaçtı?

SÖZ ÖBEĞİ VE CÜMLE TEKRARLAMA

Kralın kirli çamaşırları

Kolu kırık koltuk

Gülle bülbül sevdalı

Dar bir bar koridoru

Kara kömür gözler kapalı

Dal gibi güllü gelin

Kulpu kırık kırk küp

Bu köşe yaz köşesi

Fallar lafta kaldı.

Ruslar surları sardı.

Gelini görür görmez gürledi.

Rana narı aldı.

Kalın kalas kalsın.

Yarimi ya sel ya el aldı.

Sargıyı gere gere kopardı.

Kırkayak kılı kırk yarar.

Dalda leylek kaldı.

Halam bana balon aldı.

Evli evine köylü köyüne.

TEKRARLAMA CÜMLELERİ

Ekin ve Ezgi İzmir'e gitti.

İncir ve erikten pestil yaptılar.

Dağcı dağın doruğunda.

Selim sigarasını söndürdü.

Dondurmacının bademciğini aldılar.

Halıcı halıları havalandırdı.

Haliçteki hayvanlar hastalandı.

Dağın doruğunda dondurma olur mu?

Kasap kasaturasını kasaya koydu

Muğla'daki mum merasimi müzikliydi.

Üzüntülü üzüntülü üzerlik üretti.

Zeytinyağlı yemekler yoğurtla yenmez.

Kasap kasketini kesesine koydu.

Melez Zeynep gazoz içti.

Cingöz Zafer kılavuzu ezberleyemedi.

Şempanzeyi dişçiye şekerle götürdüler.

Yıldız'ın kaynanasının yeni evi soyuldu.

"Okyanustaki Orkide" oyununu ofiste okudu.

Kaçan keçi yamaçta güçsüz bulundu.

Ismet ıspanağı bol suda yıkadı.

Oğlan otelde otomatik oyuncaklarla oynadı.

Kırk kap kahve kahvecide kaldı

Çalgı çalan çingene kaçak çalışıyordu.

Ayla annesinden alel acele ayrıldı.

Yengem elma ve erikten marmelat yaptı.

Ülker, ürkek ürkek, ümitsizce üsteledi.

Boğuk boğuk bağıranların bazıları boğuldu.

Palavracı Vahit evden kovulduğunu söyledi.

Orgeneral Ordu'daki ova operasyonunu onayladı.

Baykuş yusufcuğu yuvasından düşürdü.

Yengem Yozgat Lisesine yatay geçiş yaptı.

Umut uzun uzun uçurtmayı uçurttu.

Uzman usta Utku, urganı uçurtmaya uhuladı.

Anneler gününde Ali annesine ayakkabı aldı.

Anneannemle ablam ardıç ağacındaki alakargayı kovdular.

Usta uşakla uğraştıysa da, uşak ustayı umursamadı.

Odanın ortasındaki oyukları Orhan oturarak onardı.

Ufuk uzun uykusundan uyanınca usul usul uzaklaştı.

Ali'nin asi ağabeyi avludaki arktan atla atladı.

Aykut ile annesi arka avludaki akvaryumu arıttılar.

Eski ekipteki Ethem'le eşinin esprili ezgileri eğlendiriciydi.

Nizamiye nöbetçisi Niyazi neşeli nişanlısını nihayet nikahladı.

Akşama pirinç pilavı, patates ve patlıcan oturtma yapalım.

Tekir kedi tıpış tıpış, titrek titrek tepeye tırmandı.

Ayna ile akvaryum arasındaki ağaç kapı ağır ağır açıldı.

KISA OKUMA PARÇALARI

A. SİNEMA

Yönerge: Dil ve Konuşma terapisti parçayı büyük harf yazılan sözcükleri vurgulayarak hastasına sesli olarak okur.

Bugün arkadaşımla sinemaya gittik. Güzel bir FİLM gelmiş. BİLET almak için sıraya girdim. Beklerken cüzdanımda yeterli PARA olmadığını fark ettim. Arkadaşım borç verdi, bileti alabildik. Yerimizi bulduk ama benim KOLTUĞUMDA başka biri oturuyordu. Adam yanlış filme girmiş. O kalktı, biz OTURDUK. O sırada, ışıklar SÖNDÜ; film başladı. Ben elimdeki patlamış MISIRI üstüme döktüm. Neyse ki, film güzelmiş, ÇOK eğlendik.

BOŞLUK DOLDURMA

Yönerge: Dil ve Konuşma terapisti parçayı tekrar okur; boşluklara geldiğinde hastasından sözcüğü söylemesini ister. Hatırlatma amacıyla semantik betimleme ve sözel ipuçları kullanabilir. Hastanın okuması varsa, parça kendisine okutulur.

Bugün arkadaşımla sinemaya gittik. Güzel bir ------------- gelmiş. ------------ almak için sıraya girdim. Beklerken cüzdanımda yeterli ------------ olmadığını fark ettim. Arkadaşım borç verdi, bileti alabildik. Yerimizi bulduk ama benim ----------------- başka biri oturuyordu. Adam yanlış filme girmiş. O kalktı, biz --------------------. O sırada, ışıklar -----------; film başladı. Ben elimdeki patlamış --------- üstüme döktüm. Neyse ki, film güzelmiş, -------- eğlendik.

SORULAR

1. Bugün nereye gittik?
2. Niçin sıraya girdim?
3. Arkadaşım niye borç verdi?
4. Elimde kola mı vardı?
5. Patlamış mısırı yedim mi?
6. Film korkunç muydu?

PARÇAYLA İLGİLİ SÖZCÜK EŞLEME

GİŞE	PARA
SİNEMA	LOKANTA
CÜZDAN	BİLET
KOLTUK	GAZOZ
MISIR	FİLM

B. LOKANTA

Sinemadan çıktık, KARNIMIZ acıkmış. Gördüğümüz ilk LOKANTAYA girdik. GARSON masamıza geldi: “Ne istersiniz?” diye sordu. YEMEK listesini istedik. Ben tarhana ÇORBASI istedim; arkadaşım sadece KABAK tatlısı. Çorba SOĞUKTU; kabak tatlısı ise BAYAT. Benim param yoktu; HESABI arkadaşım ödedi ama garsona BAHŞİŞ bırakmadı.

BOŞLUK DOLDURMA

Sinemadan çıktık, ---------------- acıkmış. Gördüğümüz ilk ----------------- girdik. ---------- masamıza geldi: “Ne istersiniz?” diye sordu. ------------ listesini istedik. Ben tarhana ------- istedim; arkadaşım sadece -------------- tatlısı. Çorba -----------; kabak tatlısı ise --------------. Benim param yoktu; -------------- arkadaşım ödedi ama garsona ------------ bırakmadı.

SORULAR

1. Niçin lokantaya gittik?
2. Garsondan ne istedik?
3. Ben ne yedim?
4. Çorba soğuk muydu?
5. Hesabı niçin arkadaşım ödedi?
6. Garsona niçin bahşiş bırakmadık?

PARÇAYLA İLGİLİ SÖZCÜK EŞLEME

LOKANTA	BAYAT
HESAP	YEMEK
GARSON	TARHANA
MASA	BAHŞİŞ
ÇORBA	TOK

C. BANKA

Para çekmek için BANKAYA gittim. İçersi çok kalabalıktı; SIRA numarası aldım. Kredi KART borcumu da yatırmam gerek. Yarım saat BEKLEDİM. Sıra bana geldiğinde BİLGİSAYAR bozuldu. Bankomata gönderdiler. Bankomatın önünde KUYRUK o kadar uzundu ki, bekleyemedim. Eve döndüm. NE para çekebildim NE borcumu yatırabildim.

BOŞLUK DOLDURMA

Para çekmek için ---------------- gittim. İçersi çok kalabalıktı; ---------- numarası aldım. Kredi -------- borcumu da yatırmam gerek. Yarım saat ------------------. Sıra bana geldiğinde --------------- bozuldu. Bankomata gönderdiler. Bankomatın önünde --------- o kadar uzundu ki, bekleyemedim. Eve döndüm. ----- para çekebildim ----- borcumu yatırabildim.

SORULAR

1. Niçin bankaya gittim?
2. Bankadaki kuyrukta çok mu bekledim?
3. Bankomat nedir?
4. Bankadan para çekebildim mi?
5. Bilgisayar ne zaman bozuldu?
6. Bankomattan para nasıl çekilir?

PARÇAYLA İLGİLİ SÖZCÜK EŞLEME

BANKOMAT	PARA
KREDİ KARTI	MASA
BANKA	KART
SIRA	BORÇ
KALABALIK	KUYRUK

D. TREN GARI

Tren yolculuğunu severim. Ankara'ya gitmek için BİLETİ önceden aldım. Tam saatinde GARA gittim. Peronda bekledim bekledim; TREN gelmedi. GİŞEYE yanaştım, görevliye sordum. Trenin RÖTAR yaptığını söyledi; bir SAAT sonra gelecekmiş! Bekleme salonunda GAZETE okudum, bir BARDAK çay içtim, bir de SİMİT yedim. Tam uykum gelmişti ki tren GELDİ.

BOŞLUK DOLDURMA

Tren yolculuğunu severim. Bugün Ankara'ya gideceğim. ------------- önceden almıştım. Tam saatinde ---------- gittim. Peronda bekledim bekledim; ----------- gelmedi. -------- yanaştım, görevliye sordum. Trenin -------------- yaptığını söyledi; bir ------ sonra gelecekmiş! Bekleme salonunda ----------- okudum, bir ----------- çay içtim, bir de ---------- -- yedim. Tam uykum gelmişti ki tren ------------.

SORULAR

1. Trenler nereden kalkar?
2. Tren bileti nereden alınır?
3. Tren rötar yaparsa, saatinde gelir mi?
4. Trene binmek için nerede beklenir?
5. Trenle nereye gideceğim?
6. Siz trenle yolculuk yaptınız mı?

PARÇAYLA İLGİLİ SÖZCÜK EŞLEME

TREN	SİMİT
GİŞE	GAR
YOLCULUK	BEKLEME SALONU
PERON	BİLET
ÇAY	TREN

E. HASTANE

Eşim felç geçirdi. Hemen 112'yi aradım ve AMBULANS çağırdım. 15 dakika içinde HASTANE'ye yetiştik. Eşimi önce ACİL'e aldılar. Orada bir nöroloji DOKTORu onu muayene etti. Eşimin sağ kolu ve bacağı FELÇ olmuştu ve konuşamıyordu. Onu hemen YOĞUN Bakıma kaldırdılar. Doktorlar İLAÇlarını ayarladılar, HEMŞİRE de iğnesini yaptı. Şimdi dinleniyor. Eminim yarın daha iyi olacak.

BOŞLUK DOLDURMA

Eşim felç geçirdi. Hemen 112'yi aradım ve ------------- çağırdım. 15 dakika içinde -------------'ye yetiştik. Eşimi önce ----------'e aldılar. Orada bir nöroloji ------------u onu muayene etti. Eşimin sağ kolu ve bacağı ----------- olmuştu ve konuşamıyordu. Onu hemen ---------- bakıma kaldırdılar. Doktorlar ------------larını ayarladılar, ------------- de iğnesini yaptı. Şimdi dinleniyor. Eminim yarın daha iyi olacak.

SORULAR

1. Eşimi niye hastaneye götürdük?
2. Hastaneye nasıl gittik?
3. Acilde eşimi kim muayene etti?
4. Eşime felç gelince ne tür belirtiler ortaya çıktı?
5. Eşime iğnesini kim yaptı?
6. Felç geçirince hangi doktora gidilir?

PARÇAYLA İLGİLİ SÖZCÜK EŞLEME

FELÇ	BAKIM
112	NÖROLOJİ
DOKTOR	SAĞ KOL-BACAK
HEMŞİRE	AMBULANS
YOĞUN	İĞNE

DESTEK İLETİŞİM TABLOSU					
A	B	C	Ç	D	
E	F	G	Ğ	H	
I	İ	J	K	L	
M	N	O	Ö	P	
R	S	Ş	T	U	
Ü	V	Y	Z		
1	2	3	4	5	
6	7	8	9	0	

YEDEK SÖZCÜK LİSTESİ

Hedef: / / sözcük başı, ortası ve sonunda değerlendirilmesi

TEK HECE							/ / HBSB							/ / HB/S Sİ							/ / HSSS						
	Değerlendirme					Top		Değerlendirme					Top		Değerlendirme					Top		Değerlendirme					Top

Yararlanılan kaynaklar

- Alexander MP, Benson DF, Stuss DT: Frontal lobes and language. Brain Lang 1989 Nov; 37(4): 656-91
- American Speech-Language-Hearing Association (2001) Scope of practice in Speech-Language Pathology. Rockville, MD: Author.
- Auerbach SH, Allard T, Naeser M, et al: Pure word deafness: analysis of a case with bilateral lesions and a defect at the prephonemic level. Brain 1982 Jun; 105 (pt 2): 271-300
- Benton AL: Gerstmann's syndrome. Arch Neurol 1992 May; 49(5): 445-7
- Bloom RL, Ferrand CT Introduction to organic and neurogenic disorders of communication: Current scope of practice. 1997. Boston:Allyn and Bacon.
- Boshart, C.A., "Oral-Motor Analysis and Remediation Techniques." Second Edition. Speech Dynamics, Inc. California, 1988,1995.
- Clark HM, Stierwalt, JAG,Robin DA Motor speech disorders. In. Tomblin JB, Morris HL, Spriestersbach DC (eds) Diagnosis in speech-language pathology. 2002. USA:Singular-Thomson Learning, pp:337-353.
- Darley SL, Aronson AE, Brown JR. Motor speech disorders. Philadelphia:Saunders, 1975.
- Duffy JR. Motor speech disorders. Substrates, differential diagnosis and management, 1995. St. Louis:Mosby.
- Ege P, Acarlar F, Turan F. Ankara Artikülasyon Testi, 2004
- Enderby P. Frenchay dysarthria assessment. British Journal of Disorders of Communication, 1983, 15:165-173.
- Freed SL, Raphael BN, Sataloff RT. The role of the acting voice trainer in medical care of professional voice users. In: Staloff RT. Professional voice. The science and art of clinical care. 2nd ed. San Diego, Calif: Singular Publishing. 1997; pp: 765-774.
- Freedman M, Alexander MP, Naeser MA: Anatomic basis of transcortical motor aphasia. Neurology 1984 Apr; 34(4): 409-17
- Goodglass H, Kaplan E: The Assessment of Aphasia and Related Disorders. Philadelphia, PA: Lea and Febiger; 1972.
- Heilman KM, Rothi LJ, Valenstein E: Two forms of ideomotor apraxia. Neurology 1982 Apr; 32(4): 342-6

- Jacobs, D.H. Aphasia. http://www.emedicine.com/neuro/topic 437.htm
- Jacobs,D.H. Apraxia and Related Syndromes http://www.emedicine.com/neuro/topic 438.htm
- Mack L, Verfaellie M, et al: Ideomotor apraxia: error pattern analysis. Aphasiology 1988; 2: 381-387.
- Mavis,İ., "Describing the use of Turkish morphology in two aphasic patients and observing their spontaneous recovery: A case study" in studies in Turkish linguistics. ed. Özsoy,S. ve ark. *Studies in Turkish Linguistics* 247-259, Boğaziçi University Press, İst.,2004
- Maviş, İ. Afazi Dil Değerlendirmelerinde Türkçe'nin Tipolojik Özelliklerinin Etkileri. I. Norojenik İletişim ve Yutkunma Bozukluklarının Değerlendirilmesi ve Rehabilitasyonu Sempozyumu. 1-3 Şubat 2002 İstanbul Princess Hotel
- Maviş,İ. Sözyitimli İki Olguda Türkçe Biçimbirim Kullanımının Betimlenmesi ve Kendiliğinden İyileşmenin İzlenmesi. Eskişehir: Anadolu Üniversitesi Yayınları No: 1184; 2000
- Maviş,İ., Language Characteristics of Fluent Aphasic Patients in Turkish Journal of Multilingual Communication Disorders. 3 (2), 75-89; 2005
- Maviş,İ., Nörojenik dil ve konuşma bozuklukları; ed. H.Oğuz., E.Dursun ve N.Dursun, *Tıbbi Rehabilitasyon*. Böl.40, 797-809. Nobel Tıp Kitapevleri, İstanbul, 2.baskı, 2004
- Maviş,İ., Perspectives on public awareness of stroke and aphasia among Turkish patients in a neurology unit Clinical Linguistics and Phonetics, 21(1):55-70, 2007
- Maviş,İ., Sözün bittiği Yer, Afazi. Anadolu Üniversitesi Yayınları, Eskişehir, 2004
- Maviş.İ. Is agrammatism universal? A longitudinal case study with two Turkish Broca aphasics in Journal of Neurolinguistics (ed. Marshall,J.C.) Vol: 13 Num: 4 October, 2000
- Naeser MA, Alexander MP, Helm-Estabrooks N, et al: Aphasia with predominantly subcortical lesion sites: description of three capsular/putaminal aphasia syndromes. Arch Neurol. 1982 Jan; 39(1): 2-14
- Özdemir, G. Beyin Krizi Nedir? Hakkında Bilmek İstedikleriniz. Türk Beyin Damar Hastalıkları Derneği Yayın no:3 Eskişehir,2000
- Özeren, A. Afaziyoloji. Adana: Çukurova Üniversitesi Basımevi, 1996

- Peach RK. Acquired apraxia of speech: features, accounts, and treatment. Top Stroke Rehabil 2004 Winter; 11(1): 49-58
- Rosenbek JC, LaPointe LL. The dysarthrias: Description, diagnosis and treatment. In: Johns D (ed) Clinical management of neurogenic communication disorders. 1985. Boston: Little Brown.
- Shames, G. H. Wiig, E.H. Secord, W.A. Human Communication Disorders-An Introduction (4th. Ed.) Macmillan College Publishing Company, 1994
- Small SL. Pharmacotherapy of aphasia: a critical review. Stroke 1994 Jun; 25(6): 1282-9
- Strode R. ve ChamberlainC. Easy Does It for Apraxia and Motor Planning. Lingui System, 1993
- Swigert, N.B., The Source For Dysarthria. LinguiSystems, Inc. U.S.A.1997.
- Tanrıdağ, O. Afazi. İstanbul: Nobel Tıp Kitapevleri Ltd. 1995
- Tanrıdağ, O. İletişim Bozukluklarının Rehabilitasyonu. Tıbbi Rehabilitasyon (ed. Hasan Oğuz), 1999
- Thomsen, S. English-Spanish Sparc Revised; Stimulus Pictures for Assessment, Remediation and Carryover. LinguiSystems, Inc. U.S.A. 1994.
- Tomlin, K.J. The Source for Apraxia Therapy: Therapy Manual. Lingui Systems, 1994
- Topbaş S. Nörojenik yutkunma bozuklukları, In: Oğuz H, Dursun E, Dursun N (ed). Tıbbi rehabilitasyon. 2004. Nobel Yay, pp780-795.
- Topbaş S. Dil ve konuşma sorunlu çocukların sesbilgisel çözümleme yöntemi İle değerlendirilmesi ve konuşma dillerindeki sesbilgisel özelliklerin betimlenmesi. 1999. Eskişehir: Anadolu Üniv. Yay.
- Topbaş S. Cerabral Palsy'de dil-konuşma bozuklukları ve terapisi. In: Özcan H (ed). Cerebral Palsy. İstanbul; Boyut yay., 2005. pp:225-257.
- Topbaş S. Türkçe sesletim-sesbilgisi testi: Geçerlik-güvenirlilik ve standardizasyon çalışması. Türk Psikoloji Dergisi, 2006. 58, 39-56.
- Topbaş, S. Sesletim Sesbilgisi Testi, MEB: Ankara, 2004
- Vinson, B.P. Essentials for Speech-Language Pathologists, Delmar: Singular Publishing Group, 2001.
- Watson RT, Fleet WS, Gonzalez-Rothi L. Apraxia and the supplementary motor area. Arch Neurol 1986 Aug; 43(8): 787-92.

- Watson RT, Heilman KM: Callosal apraxia. Brain 1983 Jun; 106 (Pt 2): 391-403.
- Wertz RT, Rosenbek JC. Where the ear fits: A perceptual evaluation of motor speech disorders. In Webb W (ed) Seminars in speech and language: Oral motor dysfunction in children and adults. 1992, Vol.13, 1, pp:25-37.
- World Health Organization International classification of functioning, disability, and health. Geneva:Author.,2001
- Yorkston K. Treatment efficacy:Dysarthria. Journal of Speech and Hearing Research, 1996, 39, 46-57.
- Yorkston K, Beukelman DR, Bell KR. Clinical management of dysarthric speakers. 1988, Boston: Little Brown & Co.